KB074190

백년다리

일러두기

* 이 책에 등장하는 병명, 근육, 뼈, 관절의 이름은 대한의사협회의 의학용어(6판)를 우선적으로 사용하
고 있습니다. 대신, 기존에 통용되던 한자식 표현을 괄호 안에 병기해 이해를 돕고 있습니다.

수술 없이 통증 없이 걷기 위한

백년다리

내 몸 사용 설명서

다쓰미 이치로 지음
김향아 옮김

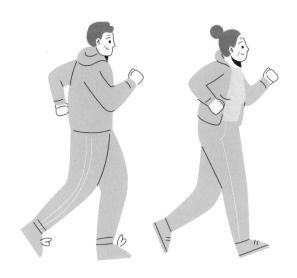

로그인

이웃 나라 일본에
'상식에서 벗어난' 의사가 있다.

수술의 대가라고 불리면서도
곧바로 수술하지 않는 의사.

그런 의사를 찾아
오늘도 수많은 환자가 줄을 잇고 있다.

걷는 즐거움을 되찾기 위해.

"수술 없이 무릎 통증을 해결해주는
진료소에 오신 것을 환영합니다."

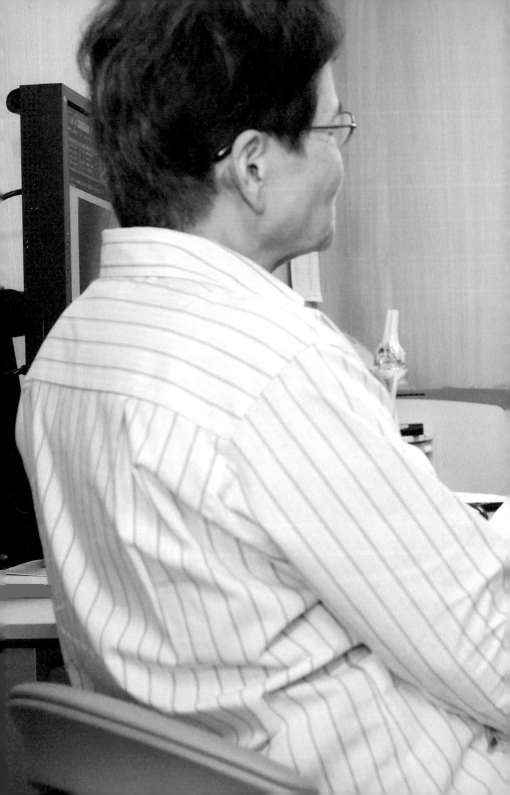

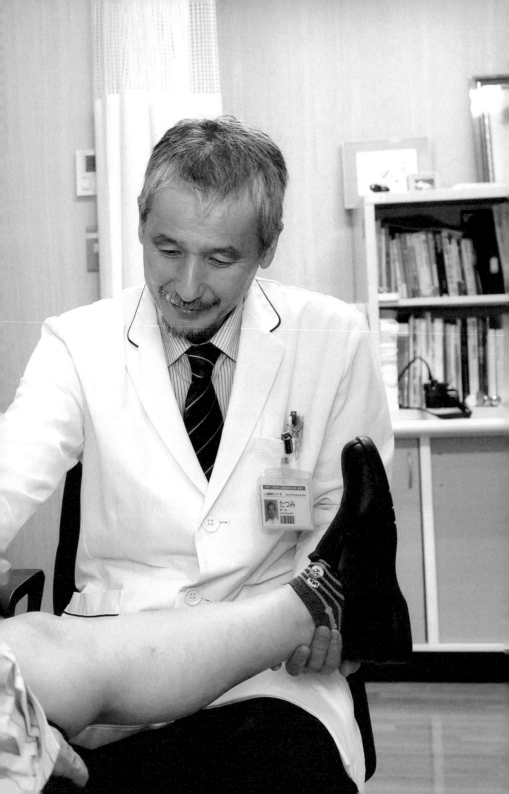

나는 일본 쇼난가마쿠라종합병원 무릎인공관절센터에서 15년간 센터장을 역임한 뒤 현재 아이치현에 자리한 이치노미야니시병원 무릎인공관절센터의 센터장을 맡고 있다.

정형외과 의사로서 목과 허리, 무릎부터 발의 관절까지 두루두루 진찰하고 치료했지만, 지난 2006년 이후부터는 줄곧 '무릎 관절'만을 전담하고 있다. 무릎이 안 좋은 환자들과 만나 그들의 목소리에 귀를 기울이고 무릎의 통증을 없애기 위해 함께 달리고 있다. 월요일에서 수요일은 아침부터 저녁까지 무릎 수술을 하고, 목요일과 금요일에는 외래 환자들을 진찰한다. 여기에 매일 아침 7시 반과 오후 4시 즈음에는 입원 환자를 회진하는,

말 그대로 '무릎 일색'의 생활을 보내고 있다.

지금까지 봐온 환자수는 약 1만 2,000명, 수술 건수는 5,000건 정도 되는 것 같다. 수많은 환자의 무릎과 만나온 셈이다. 2000년에는 미국 메이요클리닉에서 전임의로서 세계 최고의 무릎 치료를 체득했고, 2003년에는 영국 옥스퍼드대학에서 당시 최첨단 기술이었던 무릎의 절반만을 인공관절로 교체하는 반치환술을 배웠다. 지금도 근무 시간 틈틈이 유럽과 미국 각국에서 열리는 학회에 참가해 연구 결과를 발표하거나 다른 선생님의 강연을 청강하며 쉼 없이 무릎에 대해 연구하고 있다.

하루 세끼 식사보다 수술이 좋다면 과장처럼 들릴까. 동료들이 광적이라고 할 정도로 최신 정보를 쫓아 환자의 몸에 부담이 더 적은 수술법을 매일같이 연구하고 개발해왔다. 최근에는 내가 집도하는 수술을 보러 외국에서 참관을 오기도 한다.

어릴 적 내 꿈은 좋아하는 일을 하며 전 세계를 여행하는 것이었다. 하지만 우리 집은 그렇게 유복하지 않았다. 아버지를 초등학교 5학년 때 여의고 중학생 때부터 신문 배달 등을 하며 가계에 보탬을 해야 했다. 약학대를 거쳐 수많은 길을 돌고 돌아 의사가 되었다. 어릴 때부터 플라스틱 로봇을 조립하거나 고장 난 시계를 고치는 것이 취미여서 자연스럽게 끌과 망치로 망가진 관절을 재건하는 정형외과에 흥미를 가졌고, 의학부 졸업 후에는 오사카시립대학 의학부 부속병원 정형외과에서 아침부터 밤까지 수술에 몰두했다. 광범위한 정형외과 분야를 두루 경험한 끝에 관절외과를 최종적으로 선택했다.

관절외과는 엉덩 관절(고관절)과 무릎 관절의 인공관절 치환 수술을 주로 한다. 엉덩 관절은 피부에서 멀고 깊어서 피부 바로 밑에 있는 무릎 관절이 수술하기 쉽다는 의견이 많았지만, 내 생각은 정반대였다. 엉덩 관절 수술은 이상적인 각도와 2~3도 달라져도 통증이나 후유증이 거의 나타나지 않는다. 그러나 무릎은 이상적인 각도와 불과 1도, 아니 1밀리미터만 틀어져도 통증과 걸음걸이가 달라지는 경우가 허다하다. 1도의 뒤틀림도 허용하지 않는다. 1도의 차이가 환자의 만족도에 크게 영향을 미친다. 그게 바로 무릎이었다. 이러한 어려움, 바꿔 말하면 '인간의 정교하고 치밀한 모습'에 끌려 관절 중에서도 무릎 관절을 내 전문 분야로 삼게 되었다. 이 세상 누구보다 무릎을 제대로 고치는 의사가 되고 싶다는 바람으로.

이처럼 수술 집도를 무척 좋아하는 나지만, 2009년부터는 외래에 처음 찾아온 환자 전원에게 일단 3개월은 수술을 하지 않는 '보존 치료법'을 권하고 있다. 수술해달라는 환자의 요청에도

백년다리

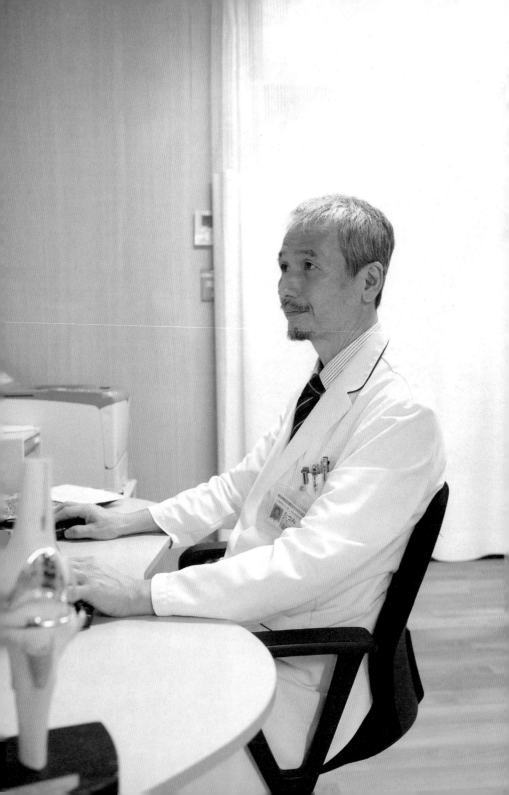

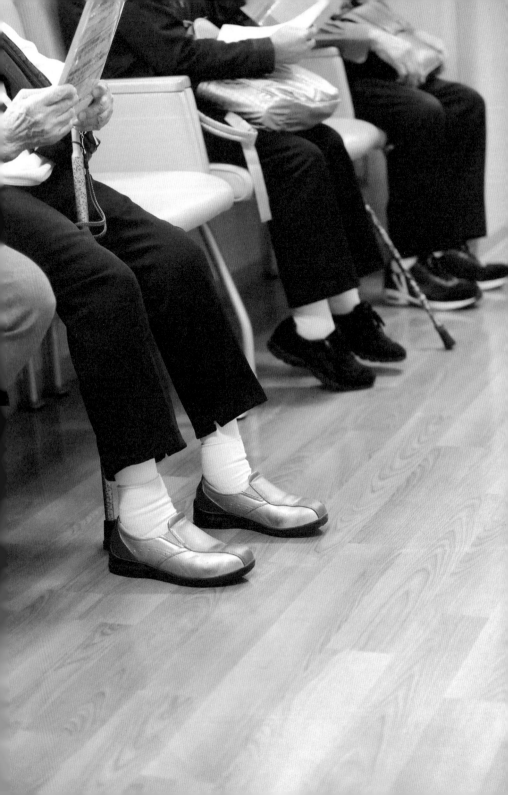

최소 2~3개월은 수술 대신 보존 치료법을 실시한다. 무릎 통증은 대부분 수술하지 않고도 자력으로 해소할 수 있다는 사실을 알게 되었기 때문이다. 이 사실은 정형외과 교과서에는 나오지 않는다. 이른바 '상식에서 벗어난' 것이다. 하지만 나의 이 깨달음은 바로 환자들로부터 얻었다.

나의 무릎 의사 인생을 돌이켜보면 '나만의 교과서' 중 한 명인 92세 여성 D씨가 가장 먼저 떠오른다. 대학병원에 근무하며 무릎 인공관절수술을 연구하던 나에게 D씨는 몸에 칼을 대지 않아도 무릎 통증을 없앨 수 있다는 사실을 몸소 가르쳐준 환자다.

처음 만났을 당시만 해도 D씨는 지금 당장 수술을 원한다며 두 무릎이 심하게 벌어진 O자 다리인 상태로 외래를 찾았다. 엑스레이 촬영을 해보니 무릎 안쪽 연골이 완전히 소실되어 있었고 넙다리뼈(대퇴골)와 정강이뼈(경골)가 직접 부딪쳐 새하얗게 되어 있었다. 이미 15년 이상 진통제와 파스, 무릎 관절 주사를 달고 살다가 그래도 낫지 않아 나를 찾아 내원한 것이었다.

92세의 고령이었기 때문에 수술을 견딜 수 있을지 일단 전신 검사를 했다. 무릎 통증 때문에 오랫동안 걷지 않아서인지 허벅지 근육(넙다리네갈래근)이 마치 고기의 마블링처럼 지방으로 변해 있었다. 물론 수술은 바로 할 수 있었다. 그러나 허벅지 근육이 없는 상태에서는 수술한다고 해도 곧바로 걸을 수는 없다.

허벅지 근육이 줄어든 점을 제외하면 D씨는 간이나 심장, 신
장도 모두 건강한 편이었다. 그래서 D씨에게 '허벅지 근육 단련
하기', '무릎에 부담을 주는 걸음걸이를 올바른 걸음걸이로 바꾸
기', '무릎에 부하가 되는 체중 줄이기'를 3개월간 해보자고 제안
했다. 근육은 보통 3개월 정도는 단련해야 생기기 때문이다.

D씨는 92세였지만, 기력이 넘쳤고 하루라도 빨리 수술하고
싶은 마음에 나와의 약속을 잘 지켜주었다. 그리고 첫 진료로부
터 3개월 후 다시 내원했을 때, D씨의 무릎 통증은 거의 사라져
있었다. 엑스레이 재촬영 결과, 초진 때와 마찬가지로 연골은
완전히 소실되어 있었는데 말이다.

정형외과 교과서에는 뼈와 뼈 사이에 있는 관절연골이 완전
히 없어지면 더 이상 재생되지 않는다고 나와 있다. 따라서 진
통제 등으로 시험해보고 통증이 사라지지 않으면 인공관절로
교체하는 수술을 권한다고 되어 있다. 하지만 D씨는 그 후 수술
할 필요 없이 통증 없는 생활을 보내게 되었다.

나는 그때, 이제까지 어렴풋이 느껴오던 것이 사실로 증명되
었다는 생각이 들었다. 의사는 모두 교과서에서 보고 배운 대로
의료 행위를 한다. 교과서와 학회에서 만든 가이드라인에 따름
으로써 일정 수준의 의료 서비스를 제공할 수 있었던 것은 분명

백년다리

한 사실이다. 하지만 과거를 돌아보면 교과서와 가이드라인은 때때로 잘못되었던 때도 있고 실제로 다시 쓰인 역사도 있다. 그러므로 교과서를 있는 그대로 받아들여서는 안 된다. 의심하지 않는 의사만 있다면 의학은 진보하지 않는다.

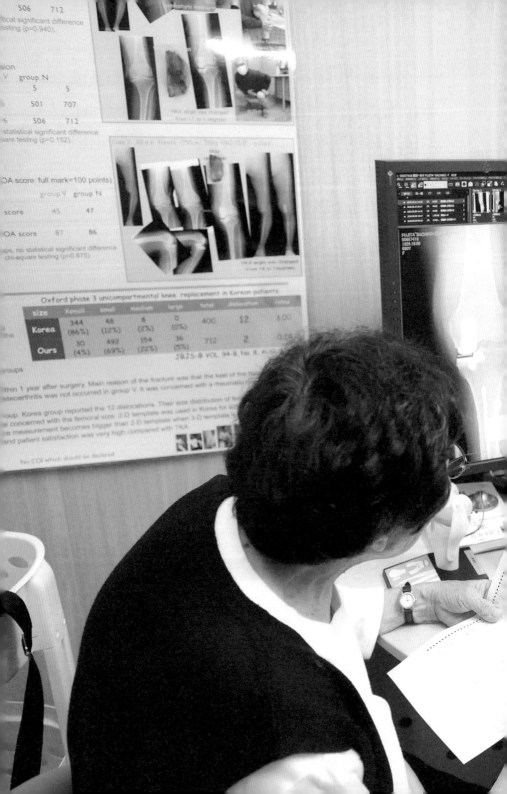

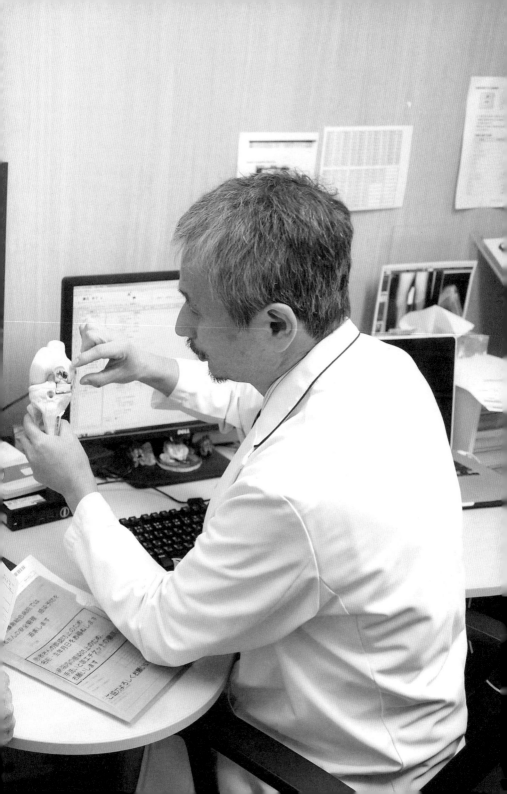

그렇다.
무릎 통증의 대부분은 수술하지 않고 자력으로 개선할 수 있다.

백년다리

1만 명 넘는 환자의
다리를 보고 알게 된 것

이는 물론 D씨에 국한된 이야기는 아니다. 그와 같은 퇴행성 무릎 관절염(무릎OA) 말기 환자의 대부분이 수술하지 않아도 통증 없이 걸을 수 있다. 우리 팀은 지금까지 3,000명 넘는 환자의 무릎 통증을 이 방법으로 없애왔다.

우리 병원을 방문하는 환자는 하루라도 빨리 통증에서 벗어나 자신의 다리로 자유롭게 걷고 싶다는 마음 하나를 품고 온다. 현대 정형외과 상식에 기반을 둔 사고방식으로는 이제 수술밖에 방법이 없다고 생각해 나를 찾아오는 것이다. 그런 환자에게 아무리 말로 무릎 통증의 대부분은 수술하지 않고 자신의 힘으로 없앨 수 있다고 설명한들 갑자기 믿음이 생길 리가 없다.

그래서 설명회를 시작했다. 2010년부터 우리 병원에 처음 내원한 환자 모두에게 무릎 통증을 없애기 위한 세 가지 보존 치료법에 관한 1시간짜리 강의를 해오고 있다. 이 보존 치료법은 추후 수술을 선택하더라도 더 좋은 수술 경과를 얻을 수 있다는 장점이 있다. 그 점을 친절하고 공손하게 설명하면 환자 대부분은 3개월간 열심히 실천해보려고 귀담아듣는다. 그리고 3개월 후, 열심히 실천한 끝에 무릎 통증이 절반 이하로 떨어진 사람은 6개월을 더 이어간다. 반면, 통증이 10%밖에 줄지 않은 사람에게는 수술 날짜를 안내하는 식이다.

이 작전은 대성공이었다. 지금까지 이와 비슷한 보존 치료법을 수없이 해봤지만 통증이 전혀 개선되지 않았기 때문에 하고 싶지 않다고 외치던 사람도 자신의 변화에 놀라 계속 이어간 경우도 많다. 무릎 변형이 심해 수술밖에 방법이 없던 환자들도 3개월간 열심히 노력한 뒤에 수술을 했더니 입원 기간이 짧아져, 보다 빨리 퇴원할 수 있게 되었다.

앞서 말한 대로 나는 수술을 굉장히 좋아하고 집도에 보람을 느낀다. 극심한 무릎 통증으로 걸을 수 없게 되어 휠체어에 앉은 채로 내원한 환자가 수술 1, 2주 후에는 지팡이를 짚고 걸어서 집으로 돌아가는 광경은 정형외과 의사로서 만들어낼 수 있는 최고의 기적이라고 여긴다. 그러나 수술에는 동시에 단점도 있다. 아무리 주의를 기울여도 수술 후 감염증, 혈전증(뇌경색, 심근경색, 폐경색) 등이 일어날 때도 있다. 이러한 함정을 교묘하게 피해가며 환자를 통증 없이 걷게 한다는 목표를 향해 매진하는 것이다.

그러니 여기서 잠시 신중하게 생각해보자. 애당초 우리 몸의 정교함은 정말 놀랍기 그지없다. 인간의 몸은 스스로 원래대로 돌아가려는 시스템을 갖고 있다. 이 사실을 나는 매일 목도하면서도 매번 감동하게 된다. 지극히 정교하게 만들어진 인체의 위대함. 이를 피부로 느끼는 나는 무릎이 아프면 바로 수술을 하면 된다는 생각을 쉽게 할 수 없다. 아무리 정밀하게 만들어졌다고 해도 인공 제품이 자연 발생적인 인체를 이길 수 없는 법이다.

우리 팀은 항상 최첨단 무릎 인공관절수술의 기술을 연마하고 있다. 그러나 누구나 수술 없이 본래 가지고 태어난 무릎으로 평생을 살아갈 수 있다. 이를 위한 치료가 가장 먼저 선행되어야 하지 않을까? 물론 그렇다고 해서 수술이 나쁘다는 말이 아니다. 귀중한 인생을 헛되이 쓸 수 없으니 말이다. 그러므로 최소 3개월 동안, 지금까지와는 완전히 다르게 생활을 바꾸어보고, 그래도 낫지 않으면 우리 팀에 맡기면 된다. 수술은 환자가 통증 없이 걸을 수 있도록 만드는 두 번째 유효 치료법이기 때문이다.

질병과 통증의
'원인과 결과 법칙'

이 책은 죽기 전까지 나의 두 다리로 자유롭게 걷기 위해, 평균 기대 수명 100세 시대에 통증이나 이상 증세 없이 건강하고 편안한 나날을 보내기 위해 무엇을 어떻게 해야 하는지 알려주는 이른바 '내 몸 사용 설명서'다. 이는 단순히 '이런 체조를 하면 무병장수할 수 있다' '이것을 하면 순식간에 통증이 사라진다'와 같은 식의 조언과는 전혀 다르다.

왜냐하면 '의식을 바꾸는 데' 중점을 두고 있기 때문이다.

무려 100년에 달하는 시간 동안, 수술 없이 통증 없이 건강한 내 두 다리로 걷고 싶다면 '자신의 몸에 대한 의식'을 바로잡아야 한다. 그중에서도 원인을 찾고, 그 원인과 마주하는 의식이 특히 중요하다. 통증과 몸의 이상 증세라는 결과만을 보지 않고, 이 통증이 어디에서 비롯되었는지, 정확한 원인이 무엇인지에 대한 시각을 갖는 것을 말한다.

지금까지 무릎이 아플 때마다 스스로 어떻게 행동했는지 돌아보자. 무릎에 효과가 있다는 음식이나 영양제 먹기, 일단 병원 가기, 약국에서 진통제 사 먹기, 유명한 의사 찾기 등은 아니었는가?

당연한 말이지만 무릎이 아프다는 현실에는 반드시 '원인'이 있다. 그 원인을 분명하게 알고 대책을 세워 실행하면 무릎 통증은 없앨 수 있다. 모든 결과에는 원인이 있다는 사실은 자연계의 절대 법칙이다. 이 원인을 바로잡으면 결과 또한 당연히 바뀐다. 즉, 진통제나 영양제로 결과만을 바꾸려는 시도는 의미가 없다는 말이다. 원인이 여전히 그대로 있는 한, 결과는 재현될 수밖에 없다. 원인을 그대로 두고 회피하거나 못 본 척하는 것이 아니라, 원인을 분명하게 알고 정정해간다. 이 책은 그런 책이다. 이는 이 책을 통해 내가 하고 싶은 말, 그 전부라 해도 과언이 아니다.

다음 장에서 무릎 통증의 원인, 무릎의 형태와 구조에 대해서도 되도록 쉽게 설명해두었다. 그러니 '지금 내 눈앞의 현실을 만들고 있는 원인은 무엇인지' 스스로를 돌아보고 찾아보자. 질병이나 통증의 원인과 결과에 주목하는 것은 무병장수를 위해 가장 중요한 첫 걸음이다.

내 몸을 알고 올바르게 사용한다. 이를 통해 누구나 100년 가는 건강한 몸을 만들 수 있다.

연골이 소실된 환자 46%가
'수술 없이' 나았다

자랑 같지만, 일본 전국 방방곡곡에서 환자들이 나를 찾아온다. 언론을 통해 나의 존재를 알게 되었거나 다른 환자의 성공담을 듣고 찾아온다. 그렇지만 아무리 먼 곳에서 온 환자라도 바로 수술하지 않는다는 원칙에는 변함없다. 교통비가 아까우니 바로 수술해주는 특별대우는 없다.

앞서 말한 대로 우리 무릎인공관절센터에서는 처음 내원한 환자와 그 가족을 모아 설명회를 여는 것이 규칙이다. 거기서 무릎의 형태와 통증이 일어나는 원인, 통증의 해소법 등에 대해 약 1시간 동안 설명한다.

"인공관절은 말하자면 금속으로 만든 인위적인 물질이에요. 하지만 무릎은 신이 만든 정교한 것이죠. 가능하면 가지고 태어난, 있는 그대로의 몸을 계속 사용하는 게 좋지 않을까요? 되도록 수술하지 않고, 몸에 인공물을 넣지 않고, 무릎 통증을 치료하는 것이 가장 좋지 않을까요?"

환자들의 반응은 다양하다. 그도 그럴 것이 나를 찾아오는 환자는 이제 수술밖에 없다는 마음으로 찾아오는 경우가 대부분이기 때문이다. 최대한 평판이 좋은 의사에게 빨리 수술을 집도받기 위해 찾아온 것이다.

"정말 칼을 대지 않고 나을 수 있어요? 왠지 꿈만 같은 이야기라서 믿기지 않네요."

"자주 가던 병원에서는 이제 수술밖에 남은 방법이 없다고 했어요."

"더 이상 기다릴 수 없어요! 1분이라도 빨리 수술해서 이 지긋지긋한 통증에서 벗어나고 싶다고요!"

이런 말을 하는 환자에게 다음과 같은 이야기를 한다.

"수술은 예약만 하면 바로 할 수 있습니다. 우리는 무릎 수술 전문가입니다. 인공관절이라면 언제든지 최고의 상태로 넣을 준비가 되어 있습니다. 세계 최고의 기술을 항상 연마하고 있으니 그 부분은 걱정하지 마세요. 하지만 모처럼 오셨으니 수술은 최후의 수단으로 놔두는 건 어떨까요? 최근 10년간 관절연골이 완전히 사라진 사람 약 2,000명이 수술 없이 제가 제안드린 보존 치료법으로 무릎 통증에서 해방되었습니다."

환자의 얼굴이 확 밝아진다.

"저를 무릎 전문가라고 생각해주세요. 수술에 한하지 않고 다양한 방법을 여러분에게 제안할 수 있으니까요. 그러니 환자분도 일단 칼을 대지 않고 치료하는 방법에 도전하는 것은 어떻습니까? 혼자서 힘내라는 냉정한 말은 하지 않겠습니다. 저도 환자분과 함께 노력할 겁니다. 나을 때까지 같이 뛰겠습니다! 무슨 일이 있으면 언제든지 진료실로 찾아오세요. 여기에 모인 여러분은 오늘부터 무릎 동지입니다. 서로 격려하며 즐겁게 치료해봅시다."

여기까지 이야기하면 대부분의 환자가 의욕을 보인다. 집으로 돌아가서 해야 할 일 세 가지를 약속하면 설명회는 끝이 난다(이 '약속'이야말로 이 책에서 소개하고자 하는 것이다).

그리고 3개월 후, 환자를 개별적으로 진찰하고 통증의 상태를 묻는다. 약속을 잘 지켜 통증이 절반 혹은 10~20% 정도 줄어들었다면 그것으로 충분하다. 그 기세로 약속을 계속 이어나가면 수술 없이 무릎 통증에서 '졸업'할 수 있다.

3개월 후, 수술 없이 무릎 통증에서 해방된 환자는 전체의 46%나 된다.

이 데이터는 2011년 〈JOURNAL OF CLINICAL REHABILI-
TATION vol. 20〉(이시야쿠슛판医歯薬出版)이라는 의학잡지에 발표한
수치다. 초진 환자 1,579명 중 46%가 '통증이 줄어들었다'라고 답
했고, 나머지 54%가 '통증에 변함이 없다'라고 대답했다. 통증이
줄어들지 않은 데에는 약속을 열심히 지키지 않은 이유도 있었
다. 그런 사람에게는 다시 한번 3개월이라는 기간을 정하고 재
도전하게 했다. 이른바 패자부활전이다. 재도전을 통해 통증에
서 해방된 사람도 있다. 그럼에도 역시 진전을 보이지 않으면 그
제야 수술을 단행한다.

약속을 전혀 지키지 않은 사람에게는 설명회부터 다시 시작
하기도 한다. 이는 환자와 나와의 '약속'이다. 내가 수술할 때 최
선을 다하는 만큼, 환자도 성실히 보존 치료법에 임해주길 바란
다. 앞서 말한 대로 설령 수술을 해도 원인이 바뀌지 않으면 같
은 일이 계속 반복될 뿐이기 때문이다.

수술 없이 무릎 통증에서 해방되어 자유롭게 걸을 수 있게
된 사람이 많음에도, 지금도 내원 환자의 30%는 나의 제안을 지
키지 않고 빨리 수술을 해달라고 애원한다. 보존 치료 자체를
아예 시도조차 하고 싶지 않은 환자도 있는 것이다. 수많은 환
자를 만나오며 그것이 인간임을 깊이 이해하게 되었다. 아무리

지식을 머릿속에 넣었다 해도 그를 실천하는 것, 특히 자신을 바꿔나가는 일은 인생 최대의 난제임을 부정할 수 없다.

수술하지 않고 통증을 개선하는 보존 치료법에 힘쓰는 것과 하루라도 빨리 통증에서 벗어나고 싶으니 바로 수술을 받는 것. 둘 중에 어느 것을 고르든 이 또한 환자 자신의 선택이다. 그래도 통증이라는 '결과'만을 보는 시각에서 통증의 '원인'으로 눈을 돌리기를, 이렇게 환자의 의식이 변해가기를 최대한 느긋한 마음으로 기다리려 한다. 무릎 통증이 일상생활을 불편하게 만들기는 하지만, 생명에 지장을 주는 것은 아니기 때문이다.

게다가 3개월 동안 노력하다 보면 기대하지 않은 건강 효과가 덤으로 생기기도 한다. 그중 하나가 바로 '다이어트 효과'다. 살이 빠져 예뻐졌다는 외향적인 이야기가 아니라, 혈당치가 정상화되어 지금까지 먹던 당뇨병 치료제를 먹지 않게 된 환자가 적지 않다. 애초에 무릎 통증과 당뇨병은 원인을 파고들면 형제 같은 관계다. 한쪽이 나으면 다른 한쪽이 영향을 받아 함께 낫는 경우는 충분히 있을 수 있다.

이 책에서 소개하는 100년 가는 다리를 위한 몸 전신의 사용법, 식사법, 삶의 방식이 부디 여러분의 무병장수에 도움이 되길 바란다. 스스로를 위해 꼭 실천했으면 좋겠다.

제
01 100년 건강한 몸
장
- 누구나 죽기 전까지 걸을 수 있다

제

01

장

100년 건강한 몸

- 누구나 죽기 전까지 걸을 수 있다

누구나 죽기 전까지 자신의 두 다리로 자유롭게 걸으며 인생을 즐겁게 보내고 싶다.
하지만 나이가 들면 조금만 움직여도
무릎, 허리, 어깨를 비롯한 몸 구석구석에서는 통증이 끊이질 않는다.
노화는 통증을 반드시 수반하는 것일까?
이 장에서는 사람이 나이를 먹으면 왜 잘 걷지 못하게 되는지 그 이유와
퇴행성 무릎 관절염의 정체와 치료법 등에 대해 설명한다.

나이를 먹으면 근육이 줄어들기 때문에 거동이 불편해지는 게 당연하다며 걷기를 포기하는 사람이 많다. 하지만 근육이 줄었기 때문에 움직이지 못하는 것이 아니다. 사실은 정반대다. 오랜 세월 몸을 잘못 사용해왔기 때문에 통증이 나타나게 되고, 통증을 느끼고 싶지 않아 움직이지 않기 때문에 근육이 빠지는 것이다.

사람은 왜
걷지 못하게 되는가

나이를 먹을수록 무릎 통증과 허리 통증, 어깨 결림 등 통증이 끊이질 않는다. 이러한 신체 문제는 대체 왜 일어나는 것일까. 먼저 증상의 '원인'을 알아보는 것부터 시작해보자.

사실, 몸을 올바르게 사용하기만 하면 이러한 문제는 웬만해서 일어나지 않는다. 기계나 가전제품도 설명서대로 사용하면 고장 날 일은 거의 없다. 문제가 발생하는 이유는 대부분 설명서와 다르게 사용했기 때문이다. 이는 우리 몸도 마찬가지다. 오랜 기간에 걸쳐 잘못된 방법으로 몸을 사용하면 몸은 이상 신호를 보내온다.

다만 몸에는 설명서가 존재하지 않으며, 본인은 올바르다고 생각하는 그 사용법이 사실은 잘못된 것이라는 점이 일을 어렵게 만든다. 학교 체육 수업에서도 '몸의 올바른 사용법' 같은 건 배운 기억이 없을 것이다. 나이를 먹어가는 과정에서 이렇게 하면 어깨가 잘 결리지 않는다든가, 이 자세가 피곤을 덜 느끼는 것 같다는 나름의 방식을 경험 속에서 체득하는 정도다.

이 책은 '죽기 전까지 내 다리로 걷기'를 목표로 한, 이른바 '내 몸 사용 설명서'다. 이런 이야기를 하면 "나이가 들면 근육이 줄어드니 걸을 수 없게 되는 건 어쩔 수 없는 일 아닌가요?" 하고 묻는 사람이 반드시 있다. "나이를 먹으면 누구나 움직임이 불편해지는 게 당연하다"며 정색하거나 체념해버리는 사람도 많다.

하지만 근육이 줄었기 때문에 움직이지 못하게 되는 것이 아니다. 사실은 정반대다. 몸을 잘못 사용해왔기 때문에 통증이 나타나게 되고, 통증을 느끼고 싶지 않아 움직이지 않기 때문에 근육이 줄어든다. 이것이 정론이다.

움직이는 건 자신의 마음에 달렸지만, 올바르게 움직이는 건 의식과 의지에 달렸다. 올바르게 움직이는 한, 근육은 그 나이에 알맞은 적정한 질과 양을 유지하는 법이다.

그렇다고 근육을 되찾기 위해 오늘부터 갑자기 헬스장에 다니며 근력 운동을 시작할 필요는 없다. 일상 속에서 바른 자세

백년다리

를 취하고, 몸을 올바르게 사용하려고 '의식'하며 움직이기만 하면 된다.

근육에 대해 한 가지 잘못 알고 있는 사람이 무척 많은데, 몸에 일시적으로 지나치게 큰 부하를 주어 근육을 단기간에 늘리는 일은 건강과는 아무 상관없다. 울퉁불퉁한 근육은 근 비대筋 肥大 상태로, 이 자체가 건강한 상태를 의미한다고 말하기는 어렵다.

근력 운동을 하는 동물에 대해 들어본 적이 있는가? 빠른 속도로 달릴 수 있는 동물은 훈련 끝에 빨리 달리게 된 것이 아니다. 고도로 문명화된 인간 역시 본래는 야생동물이었다. 인간으로서 본디 해야 할 생활을 한다면 필요한 근력은 유지된다. 그러나 생활양식의 변화로 인해 본래의 모습대로 살기가 어려워진 게 지금의 실태일 뿐이다.

머리가 앞으로 나온 자세가
악의 근원

오랫동안 수많은 환자의 다리를 봐오면서 몸의 균형이 무너져 내리는 '최초의 시작점'을 발견했다. 바로 '머리가 앞으로 나온 자세'와 그 자세로 '걷는 것'이다. 이 행동은 건강이란 측면에서 모든 악의 근원이라 할 수 있으며 주변에서 흔히 볼 수 있는 자세로, 최근에는 중장년층뿐 아니라 2, 30대 젊은이들 사이에서도 쉽게 볼 수 있다.

· 걸을 때 머리가 앞으로 나온다
· 발끝부터 발을 디딘다

이런 걸음걸이는 닭을 떠올리면 알기 쉽다. 닭은 몸집에 비해 작은 발을 가진 동물로, 딱 봐도 걷기 힘들어 보이는 생김새를 하고 있다. 그럼에도 걷기 위해 한 발 한 발, 열심히 발을 내딛는다. 그리고 그때마다 머리가 까딱까딱 앞으로 나오는데, 이는 넘어지지 않기 위해 무게중심을 앞으로 옮기는 것이다. 이러한 닭의 보행에서 힌트를 얻어 '상체가 앞으로 기운 자세로 머리를 흔들며 걷는 걸음걸이'를 나는 '닭 자세 걸음'이라고 부르고 있다.

많은 사람이 발을 내딛기 전부터 머리가 앞으로 나와 있다. 항상 스마트폰을 들여다보는 사람도 상체가 앞으로 기울어져 있어 머리가 앞으로 나오기 쉽다.

머리가 앞으로 나오면 어깨와 목이 쉽게 결리게 된다. 원래의 위치보다 앞으로 나온 머리를 지탱하기 위해 등에서 목까지 이어져 있는 등세모근(승모근)이 긴장하기 때문이다(45쪽).

머리는 체중의 약 13%를 차지할 만큼 '무겁다.' 예를 들어 체중이 54kg이라면 그중 머리의 무게만 6~8kg 정도를 차지한다. 뇌척수액 안에 떠 있는 뇌신경과 뇌를 보호하는 두개골로 이루어진 머리. 이 머리가 골반부터 이어진 어깨 중앙에 위치해 있으면 아무 문제없지만, 조금이라도 앞으로 튀어 나오면 큰일로

번지기 시작한다.

일단 지구의 중력이 튀어나온 머리를 아래로 잡아당기기 때문에 이를 지탱하기 위해 등세모근(승모근)이 무리하게 된다. 게다가 머리는 척추의 가장 끝에 달려 있다. 즉, 머리를 지탱하는 등세모근(승모근)을 지지하기 위해 척추 전체를 지지하는 코어 근육(심층근)이 쓸데없는 일을 계속 추가적으로 하게 되는 것이다.

머리가 앞으로 나와 있으면 이를 지탱하기 위해 많은 근육군이 계속 일을 할 수밖에 없다. 머리가 앞으로 10도 기울면 근육의 부담은 두 배가 되고, 30도 기울면 서너 배가 된다는 보고도 있다. 어깨가 자주 뭉치는 사람을 보면 대부분이 머리가 앞으로 나와 있는 데는 이러한 연유가 있다.

머리가 앞으로 나온 자세의 폐해는 어깨가 뭉치는 정도로 끝나지 않는다. 어깨 다음으로는 상체의 균형이 무너지고 그 불균형은 하체 균형을 무너뜨리는 것으로 이어진다.

옆의 그림과 같이 정상적인 척추는 목뼈가 부드럽게 앞으로 구부러져 있고(전만), 등뼈(흉추)는 살짝 뒤로(후만), 허리뼈(요추)는 자연스럽게 앞으로 나온(전만) 배열을 보인다. 이 자연스러운 척추 곡선 덕분에 몸은 용수철처럼 충격을 부드럽게 흡수할 수 있다.

하지만 머리가 항상 앞으로 나와 있으면 목뼈는 일자가 되고

백년다리

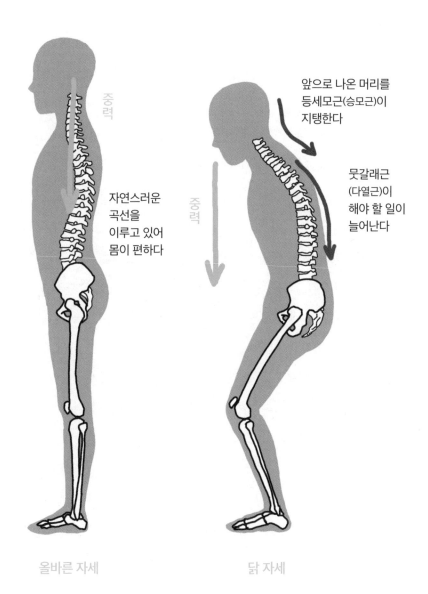

중력

자연스러운
곡선을
이루고 있어
몸이 편하다

중력

앞으로 나온 머리를
등세모근(승모근)이
지탱한다

뭇갈래근
(다열근)이
해야 할 일이
늘어난다

올바른 자세

닭 자세

척추뼈는 뒤로 완전히 굽게 되어(이른바 새우등) 상체 균형이 무너진다. 척추는 마지막에 골반과 만나는데, 앞으로 나와 있던 허리뼈(요추)가 곧게 펴지면서 원래 앞쪽으로 살짝 기울어져 있는(전경) 골반이 뒤로 기울게 된다(후경). 골반이 뒤로 기울면 이제 하체 균형이 무너지기 시작한다. 먼저 허벅지의 넙다리뼈(대퇴골)가 골반 쪽으로 벌어져(신전) 외회전한다(팔자걸음 방향으로 넙다리뼈(대퇴골)가 바깥쪽으로 향하는 것). 그 결과 무릎을 펴기 어려워져 O자 다리가 된다. 바깥쪽 발이 사용되므로 발끝을 올리기 어려워진다. 발끝을 올리기 힘들어지면 도로나 바닥의 작은 돌기에 걸려 넘어지기 쉽다. 나이가 들면 잘못 넘어지면 회복하지 못하고 그대로 와식 생활로 이어지는 경우도 많다.

이처럼 머리가 앞으로 나오게 되면 목, 어깨, 등, 허리, 엉덩관절(고관절), 무릎은 물론 발끝까지 영향을 끼치게 되는 것이다. 직접 만난 무릎 통증 환자의 걸음걸이를 관찰해보니 대부분 이렇게 걷고 있었다.

닭 자세 걸음의 수준은 다양하다. 아직 무릎 통증이 없다 할지라도 계속 그렇게 걷는 한, 언젠가 무릎 통증을 비롯한 몸의 이상 증세를 겪게 될 것이다. 나는 모든 악의 근원인 이 걸음걸이를 환자가 스스로 개선하기 위해 어떻게 해야 좋을지 줄곧 고민해왔다.

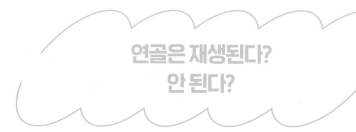

연골은 재생된다?
안 된다?

우리 몸에 200개 정도 있는 관절 중에서 무릎 관절은 구조상 가장 큰 부하가 걸린다고 알려져 있다. 평지를 걸을 때는 체중의 다섯 배, 계단을 내려갈 때는 여덟 배의 부하가 걸린다. 이는 2008년 미국정형외과학회AAOS/ American Academy of Orthopaedic Surgeons에 보고된 수치로, 예를 들어 체중 60kg인 사람이 걸을 때는 두 개의 무릎 관절에 약 300kg의 부하가, 계단을 내려갈 때는 480kg의 부하가 걸리는 셈이다.

그럼 무릎 관절이 체중의 몇 배나 되는 무게를 견딜 수 있는 이유는 무엇일까? 무릎이 이토록 가혹한 일을 견딜 수 있는 비결은 바로 '연골'에 있다. 뼈는 단단한 조직으로, 말하자면 밥공기에 비유할 수 있다. 밥공기 위에 밥공기를 툭 겹쳐 놓으면 쉽게 깨져버린다. 하지만 그릇 사이에 젖은 천을 끼워 넣으면 깨지지 않는다. 이 젖은 천의 역할을 하는 것이 바로 연골이다.

무릎 연골에는 두 종류가 있는데, 그중 하나가 넙다리뼈(대퇴골)와 정강이뼈(경골)가 접하는 표면에 있는 유리연골이다. 정상적인 관절의 표면은 유리연골이라는 매끈매끈한 층으로 덮여 있다. 연골에는 신경과 혈관이 없으며 약 90%가 수분으로, 관절에 가해지는 충격을 흡수하고 관절을 부드럽게 움직이게 한다. 관절은 주머니처럼 생긴 관절주머니에 싸여 있다. 이 관절주머니 안쪽에는 윤활막이라는 막이 있으며, 이 막에서 연골의 영양 보급과 관절의 윤활 작용을 하는 관절액이 분비된다.

뼈의 말단부에 있는 유리연골은 물 분자를 흡착할 수 있는 마이너스 전하를 띤다. 이 마이너스 전하를 향해 플러스 전하를 띤 나트륨이온이 물 분자를 거느리고 모인다. 물 분자를 끌어당기는 구조 덕분에 관절연골의 마찰계수는 0.001로 매우 매끈매끈하다. 인공관절의 마찰계수가 0.3 정도이니, 인간은 경이적으로 매끈매끈한 무릎 관절을 가지고 태어나는 것이다.

한편, 무릎 관절에는 유리연골 외에 반달연골이라는 섬유연골이 있다. 무릎 관절의 안쪽과 바깥쪽에 위치해 있는 이 연골은 반달을 닮은 C자 형태의 판 모양 조직으로, 충격을 흡수하고 무릎 관절을 안정화하는 역할을 맡고 있다.

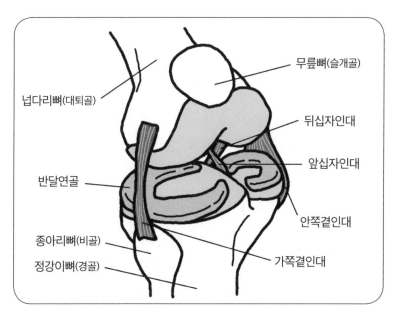

넙다리뼈(대퇴골)

무릎뼈(슬개골)

뒤십자인대

앞십자인대

반달연골

안쪽곁인대

종아리뼈(비골)

정강이뼈(경골)

가쪽곁인대

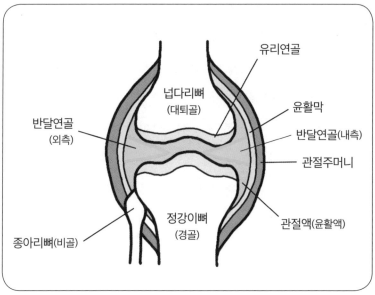

유리연골

넙다리뼈
(대퇴골)

윤활막

반달연골
(외측)

반달연골(내측)

관절주머니

관절액(윤활액)

종아리뼈(비골)

정강이뼈
(경골)

운동을 하다 무릎을 삐거나 관절을 과도하게 사용해 반달연골이 파열되면 관절 안에 물이 고여 붓고, 통증이 나타나기도 한다. 때에 따라서는 반달연골의 파열된 부분이 뒤집히면서 관절에 걸려 극심한 통증과 함께 무릎을 구부렸다 펴기 힘든 '락킹locking'이라는 증상이 발생하기도 한다.

연골은 '닳아서 사라질 뿐 재생되지 않는다'는 말을 자주 들을 수 있는데, 이는 오해다. 인간의 '부품' 중에서 처음부터 줄곧 변함없이 죽을 때까지 같은 상태를 유지하는 것은 존재하지 않는다. 같은 모양으로 매일 재생되고 있기 때문에 변하지 않는 것처럼 보일 뿐이다.

연골도 완전히 없어져버리면 재생될 수 없는 것일 뿐, 원래 양의 절반이나 4분의 1로 줄었다고 해도 적절하게 관리를 하면 원래 상태로 재생시킬 수 있다.

그럼 적절한 관리란 무엇인지를 알아야 하는데, 이는 교과서에는 별로 나오지 않는다. 이 책에는 연골을 재생시키는 데 도움이 되는 운동(84쪽)도 소개하고 있으니 꼭 실천해보길 바란다.

'미세골절'이
무릎 통증의 원인

앞서 말한 것처럼, 연골에는 혈관과 신경이 하나도 없다. 그러므로 연골 자체가 망가지거나 줄어들어도 우리는 통증을 전혀 느끼지 못한다.

그러나 연골이 완전히 없어져 뼈와 뼈가 직접 맞닿게 되면 그릇끼리 부딪쳐 깨지는 것처럼 뼈가 부러진다. 뼈의 표면을 덮고 있는 골막에는 모세혈관과 신경이 있기 때문에 통증도 느껴진다. 즉, 무릎 통증은 뼈끼리 서로 맞닿아 깨지는 작은 골절(미세골절)로 인한 것이다.

연골이 완전히 없어지기 전에도 미세골절은 일어난다. 연골이 남아 있을 때 발생하는 무릎 통증은 앞서 설명한 반달연골의 손상 때문인 경우가 많으므로, 이때 적절한 관리를 하면 예전 상태로 돌아갈 수 있다.

원래 상태로 돌아가지 못할 정도로 손상되어도 몸은 적절한 처치를 한다. 즉, 유리연골이 완전히 없어져도 무릎에 부하가 사라져 뼈끼리 부딪치지 않는 상황이 되면 우리 몸은 유리연골 대신할 섬유연골을 만들어낸다.

이는 무릎뿐 아니라 우리 몸의 이곳저곳에서 일어나는 현상으로, 혈액의 흐름이 나빠져 장애가 회복되기 어려운 곳은 모두 섬유 조직으로 대체된다. 대표적인 예로 발의 뒤꿈치를 들 수 있다. 이 부분은 혈액의 흐름이 적어 새로운 '부품'이 잘 전달되기 어렵다. 따라서 발뒤꿈치나 발바닥의 튀어나온 부분에 생긴 각질이나 굳은살은 대사되지 못한 노폐물이 섬유조직으로 대체된 것을 의미한다. 혈류가 적은 가혹한 환경에서도 살아가기 위한 몸의 지혜라 볼 수 있다.

연골이 닳는 부분은 다리 모양이나 병에 따라 다르다. 퇴행성 무릎 관절염 환자의 95%는 'O자 다리(내반슬)'로, 무릎 관절의 안쪽 연골이 닳아 있다. 정상적인 넙다리뼈(대퇴골)는 정강이뼈(경골)에 5~7도 안쪽으로 향해 접해 있기 때문이다. 즉, 정상 무릎 관절을 지닌 사람의 90% 정도가 안쪽 연골만을 활용해 걷고

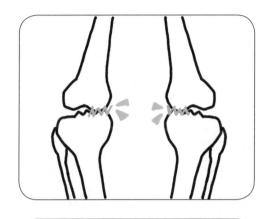

O자 다리

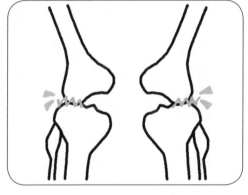

X자 다리

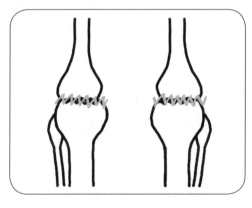

류마티스 관절염

있기 때문에 나이를 먹으며 대부분 O자 다리가 되는 것이다.

이와 반대로 퇴행성 무릎 관절염 환자 100명 중 1~2명의 비율(일본 기준)로 보이는 'X자 다리(외반슬)'가 있다. 이 경우에는 무릎 관절의 바깥쪽에 힘이 계속 가해지기 때문에 무릎 관절의 바깥쪽 연골이 닳는다. X자 다리는 다리가 긴 사람에게서 자주 볼 수 있는데, 엉덩 관절(고관절)이 좋지 않아 한쪽 다리가 짧아지면서 반대 다리가 상대적으로 길어져 X자 다리가 되기도 한다.

가장 특징적인 것은 류마티스 관절염인데, 이는 무릎 연골의 안쪽도 바깥쪽도 모두 파손되어 강하고 극심한 통증이 발생한다. 하중으로 인해 연골이 마모되는 것이 아니라, 면역세포가 자신의 연골을 파괴하기 때문에 발생한다. 실로 깨끗하게 연골만을 파괴하기 때문에 뼈와 뼈가 딱 맞붙은 형태가 된다. 류마티스 관절염 말기가 되면 뼈가 서로 악수라도 한 듯이 고정되어 버린다. 통증이 완전히 사라지긴 하지만, 대신 관절은 구부러지지도 펴지지도 않는 고정 상태가 된다.

어떤 경우든 연골이 어디에 얼마나 남아 있는지 검사하고 치료법을 검토한다. 중요한 건 연골은 조금이라도 남아 있으면 재생시킬 수 있다는 사실이다.

백년다리

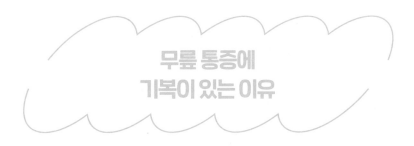

무릎 통증에 기복이 있는 이유

무릎 통증으로 나를 찾아온 사람들은 대부분 진찰할 때 이런 말을 한다.

"걷기 시작할 때 아파요."

"계단을 내려갈 때 아픕니다."

왜 걷기 시작할 때나 계단을 내려가는 동작을 할 때 통증이 발생할까? 통증이 찾아오는 순간, 무릎 관절 안에서는 대체 무슨 일이 벌어지고 있는 걸까?

극심한 통증의 이유는 간단하다. 마주 보는 뼈의 끝부분이 서로 맞닿아 소규모 미세골절이 일어나기 때문이다.

정형외과 의사가 사용하는 '골절'이라는 단어의 정의는 '뼈의 단단한 껍데기인 골피질에 연속성이 사라진 상태(거기서 끊어지거나 깨졌다는 것)'를 말한다. 미세골절은 뼈의 표면에만 불연속성이 발생했을 뿐, 뼈의 축이 뒤틀린 것이 아니기 때문에 보행은 가능하다. 그러나 골피질의 골막에는 지각 신경이 있기 때문에 통증을 느끼게 되는 것이다.

통증을 느끼면 대부분의 사람들은 보통 '내일 병원에 가야지' 하며 당일에는 휴식을 취하는 경우가 많은데 미세골절의 증상은 하룻밤 지나면 가벼워진다. 통증을 감지한 뇌가 회복 지령을 내려 밤사이 해당 부위를 섬유화하고, 칼슘을 침착시켜 치료하기 때문이다. 따라서 다음 날 아침이면 어제만큼 아프지 않다고 느끼게 되는 것이다. 우리 몸은 정말로 부지런하고 우수하다는 생각이 절로 들지 않는가?

퇴행성 무릎 관절염의 통증 양상은 이렇게 기복이 있는 것이 특징이다. 기복은 하루 사이에 일어날 수도 있고 계절마다 달라질 수도 있다. 이는 미세골절이 일어나는 횟수와 부위에 따른 것이라고 알려져 있다.

어떤 양상이든, 증상의 진행은 파손(미세골절)의 양과 회복(염증, 섬유화, 칼슘 침착)의 양의 균형에 따라 달라진다. 류마티스 관절염도 마찬가지로 자가면역질환에 의한 파괴의 양과 회복의 양의 균형에 따라 현재의 병증이 결정된다.

　퇴행성 무릎 관절염은 누구에게나 생길 수 있는 흔한 질환으로, 잠재적으로 '70대 여성의 약 70%는 퇴행성 무릎 관절염을 앓고 있다'는 데이터도 있다. 그러나 노화가 퇴행성 무릎 관절염의 근본적인 원인은 아니므로, 무릎 통증 발생 빈도와 증상 정도를 살펴보고 적절한 치료법을 찾는 것이 좋다.

수술 없이 무릎 통증을 없앨 수 있다

무릎에 극심한 통증을 발생시키는 메커니즘인 뼈와 뼈가 직접 맞닿아 부서지는 미세골절, 이 원인만 제거하면 통증을 멀리 쫓아낼 수 있다. 즉, '뼈끼리 닿지 않게' 하면 극심한 통증을 없앨 수 있다는 말이다. 이는 니가타에서 나를 찾아온 세 명의 환자로부터 배운 사실이다.

감사하게도 전국 각지의 환자들이 내가 일하는 병원으로 찾아온다. 지역에 따라 특색이 있는 건지 단순한 우연인지는 모르겠지만, 니가타에서 찾아온 환자 중에는 퇴행성 무릎 관절염 말기 증상을 보이는 경우가 많았다. 말기 증상이란 뼈와 뼈가 맞닿은 상태로 걷거나 움직인 결과, 연골뿐 아니라 정강이뼈(경골)까지 닳고 닳아 골 결손이 발생한 상태를 말한다.

넙다리뼈(대퇴골)와 정강이뼈(경골)의 외각이 200도가 넘을 정도로 O자로 크게 변형되어 극심한 통증 탓에 빠른 수술을 희망하던 니가타 환자 중에 이제는 진통제 없이도 논이나 밭에 나가 일할 수 있게 된 케이스가 세 명 있다. 세 사람 모두 수술로 나은 게 아니라, 체중을 표준체중으로 돌리고 걸음걸이를 바꾸었을 뿐이었는데 통증이 크게 줄어든 케이스다.

이 걸음걸이는 제2장에서 자세하게 설명하겠지만, 중요한 점은 무릎을 안쪽으로 넣고 걷는 것이다. 이 원리는 무릎 바깥쪽에 물리적인 힘을 가해 안쪽으로 밀어 찍는 '스트레스 뷰 엑스레이' 촬영을 하다가 발견하게 되었다.

60쪽의 엑스레이 사진을 보면 서서 걸을 때는 안쪽의 연골이 모두 없어져 뼈가 서로 맞닿고 있다. 미세골절이 나오면 뼈는 하얗게 석회화되는데, 사진에서도 넙다리뼈(대퇴골)와 정강이뼈(경골)의 안쪽은 다른 부위보다 하얗게 되어 있는 게 보인다. 이는 부러진 뼈가 나으면서 칼슘 침착이 많이 일어나 새하얗게 석회화되어 다른 부위보다 딱딱해진 것을 의미한다.

이 환자의 무릎을 바깥쪽에서 안쪽으로 밀어 엑스레이 사진을 촬영한 것이 아래 사진이다. 바깥쪽에서 안쪽으로 힘을 가함

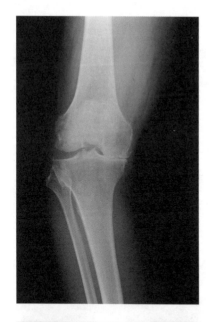

O자 다리로 인해 무릎의 안쪽 연골이 닳아 통증이 발생한다.

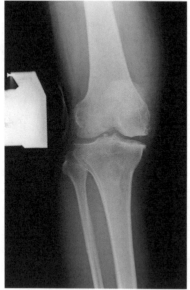

무릎 바깥쪽에서 안쪽으로 밀자 뼈 사이에 공간이 생겼다!

백년다리

으로써 안쪽의 관절이 벌어진 것을 알 수 있다. 마치 연골이 있는 것처럼 보인다. 그러나 실제로는 바깥쪽에서 힘을 가해 밀고 있어서 벌어진 것일 뿐, 미는 힘을 없애면 위 그림처럼 탁 하고 다시 뼈가 서로 맞닿아 통증을 일으킨다.

그렇다면 걸을 때 무릎 바깥에서 안쪽으로 스트레스를 주어 걸으면 어떨까? 그렇다, 미세골절이 발생하지 않아 극심한 통증이 사라진다. 이 사실에 기반해 수차례 시행착오를 반복해 걷기라는 일반적인 움직임으로 무릎 통증을 없애는 방법을 고안해냈다. 그것이 바로 '안쪽 허벅지 걷기'다.

"수술이 아닌 걸음걸이로 통증이 사라진다고? 그런 달콤한 이야기가 있을까?"라고 묻는다면 내 대답은 "그렇다"다.

평소 걸음걸이에 따라 몸은 만들어져 간다. 그러므로 O자 다리가 되는 것도, O자 다리를 교정해 곧은 다리가 되는 것도 다 걷기 나름이다. 교과서에는 없는, 임상 현장이 가르쳐준 사실이었다.

왜 마른 몸에서도
퇴행성 무릎 관절염이 발생할까

일본인을 비롯한 동양인은 표준체중이거나 오히려 그보다 날씬한데도 무릎 통증을 달고 사는 사람이 많다는 것을 매일 절감한다. 동양인은 체중 문제보다 자세나 전신의 균형이 좋지 않아 퇴행성 무릎 관절염의 환자가 많은 것 같다. 이런 가설을 기반으로 동양인의 생활습관을 살펴보니 닭 자세, 즉 머리가 앞으로 나오는 자세를 초래하기 쉬운 원인이 평소에도 실로 많다는 사실을 알 수 있었다.

컴퓨터 작업이나 스마트폰을 만지는 자세(이 자세는 세계 공통이지만)를 비롯해 집안일을 하는 사람이라면 설거지, 요리, 청소기 돌리기, 바느질, 농업을 생업으로 삼는 사람이라면 제초 작업에서 모내기까지 손을 몸 앞으로 내밀거나 상체를 앞으로 숙이는 작업이 끊이질 않는다.

반면, 서양인은 우리에 비해 이러한 자세를 취할 일이 적어 보인다. 서양인의 무릎 수술에 많이 참관하고 집도도 해온 내 나름의 체감상, 허리가 굽은 전향 자세가 심한 서양인 노인을 본 적이 거의 없기 때문이다. 그들은 대체적으로 머리가 골반 위에 제대로 올라가 있고 등도 쭉 펴져 있다. 자세만 보자면 나이를 먹었어도 훌륭하다. 다만, 서양인은 대부분 '비만 체형'이다. 내가 15년간 몸담았던 쇼난가마쿠라종합병원에는 요코스카, 자마, 아쓰기 등의 미군기지에서 찾아온 서양인 환자를 수술하는 경우가 종종 있었다. 그들의 수술 집도를 통해 체형과 걸음걸이뿐 아니라 인대 균형도 우리와는 크게 다르다는 것을 다시 한번 절감했다.

요즘은 식생활이 서구화되어 동양인 중에도 비만 체형인 사람이 적지 않다. 그러나 생활 스타일은 예전 그대로 바닥에 앉아 생활하는 경우가 많아 하체의 변형을 초래한다. 어쩌면 우리는 세계에서 가장 무릎을 힘들게 만들고 있는지도 모르겠다.

동양인은 자세를 바르게 유지하기 위해서 서양인의 좋은 부분을 보고 배우고, 서양인은 비만 방지를 위해 동양인의 오래된 식생활을 배우면 좋을 것 같다. 서로 좋은 점을 배워 몸의 상태를 올바른 방향으로 바꾸어갈 수 있다고 믿는다.

그럼 어떻게 하면 될까? 쉬운 것부터 예를 들면, 우선 식사 자세다. 한국, 일본, 중국인들은 젓가락을 능숙하게 사용한다. 여러 개의 작은 접시에 나누어 담긴 요리를 젓가락으로 집어 입으로 넣는다. 콩을 한 알씩 집어 올리고 생선뼈를 능숙하게 발라내는 등 손끝을 섬세하게 사용한다. 문제는 젓가락으로 집은 음식을 입으로 가져갈 때, 머리와 함께 입이 마중 나가면서 머리가 앞으로 나가는 습관이 정착된다.

한편, 서양의 식기는 포크와 나이프다. 포크와 나이프를 사용할 때는 등이 곧게 펴진다. 얼굴을 그릇으로 가져가는 것은 매너가 아니므로 등을 곧게 편 채 포크를 사용해 음식을 입으로 가져간다. 우리의 식사 스타일과는 크게 다르다.

게다가 식사는 매일 3회 반복한다. 이와 같은 세세한 문화 차이에서 비롯된 습관이 누적되어 자세에 영향을 미치는 것은 아닐까. 물론 이는 어디까지나 나의 사견에 불과하지만, 서양인과 동양인의 다리 건강의 차이를 보면 반드시 틀렸다고 보기 힘든 것 같다.

무릎 통증의 원인을 개선하는 근본적 치료법

지금까지 무릎 통증이 발생하는 원인에 대해 설명해왔다. 여기까지 읽었다면 진통제를 먹는 것만으로는 무릎 통증이 나을 수 없다는 사실을 깨달았을 것이다. 진통제를 먹는 것으로 미세골절은 낫지 않는다. 자세도 걸음걸이도 바뀌지 않는다. 그러므로 곧바로 통증이 재발하고 만다.

다음 장에서는 무릎 통증의 원인에 작용하는 운동법을 소개할 예정이다.

① 닭 자세를 개선하는 '바르게 서기'

② 통증 없이 평생 내 다리로 걸을 수 있는 '안쪽 허벅지 걷기'

③ 무릎 앞 근육을 되살리는 '발가락 오므리기'

④ 복근을 되살리고 골반바닥근을 활성화하는 '벽 발돋움 운동'

⑤ 척추뼈의 자연스러운 곡선을 되찾는 'CS 운동'

⑥ 남은 연골을 재생시키는 '다리 흔들기 운동'

⑦ 척추뼈를 지탱하는 코어 근육을 부활시키는 '뭇갈래근 운동'

⑧ 넘어짐 예방에 효과적인 '발가락 마사지'

이 운동법들은 모두 자세를 올바르게 만들고 몸을 더 기분 좋게 사용할 수 있도록 이끌어준다. 어려운 것은 하나도 없다. 지금 당장 집에서 할 수 있는 것뿐이다.

이미 익숙할 대로 익숙해진 몸의 사용법을 바꾸는 일은 삶의 방식 자체를 바꾸는 것이기도 하다. 그러므로 처음에는 불편하거나 어색한 느낌이 들지도 모른다. 본래 인간은 쉽게 변하지 않는 생물이다. 우리의 심층 심리는 어제와 똑같은 일상을 통해 안심하게끔 되어 있다. 그러나 지금까지와 같은 삶의 방식과 사고방식을 유지하면 무릎은 점점 나빠지는 방향으로 진행될 뿐이다.

삶의 방식을 바꾸고 있는 도중이니 힘들고 위화감이 드는 것이 당연하다. 인생을 근본적으로 바꾸고 통증 없는 세계로 나아가는 중이라고 긍정적으로 받아들이자.

우리의 몸은 본래 스스로 알아서 원래대로 되돌아가도록 설계되어 있다. 그러므로 지금 내 몸에 나타난 이상 증세의 원인에 제대로 맞설 마음가짐을 가졌으면 좋겠다.

다음 장부터 알려주는 운동법은 바로 이 원인에 직면하는 근본적 치료법이다. 내 몸의 목소리에 귀 기울여 스스로 몸을 움직이며 내 힘으로 100년 건강한 몸을 만들어보자!

02

100년 건강한 다리

– 근육을 부활시켜 통증 없이 걷자

이 장에서는 100년 걸을 수 있는 건강한 다리를 갖기 위해
'의식해야 하는 근육'을 알려주고,
실제 몸의 이상 증세를 효과적으로 제거해주는 운동법을 전하고자 한다.
실제로 다리와 허리가 좋지 않은 사람은 물론,
아직 무릎 통증이 없는 사람에게도 도움이 된다.
사라져가는 근육을 부활시켜 통증 없이 걸어보자!

우선 '장수 근육'이라고 불리는, 나이를 먹을 수록 특히 의식해야 할 네 개의 근육을 기억해두자.

· 모음근(내전근)
· 넙다리네갈래근(대퇴사두근)
· 복근
· 골반바닥근(골반저근)

이 근육들을 단련하는 데 효과적인 자세와 걸음걸이, 그리고 일상에서 실천할 수 있는 운동법을 소개할 테니 매일 따라 해보자!

평생 걷기 위한 여덟 가지 근육 부활 운동

신체 곳곳에 통증 등의 문제가 발생하는 이유는 애초에 몸을 올바르게 사용하지 않았기 때문이다. 몸을 바르게 사용하면 살아가는 데 필요한 근육의 질이나 양도 자연스럽게 유지된다. 즉, 몸의 이상은 나쁜 자세나 잘못된 사용에서 기인하는 것이다.

몸을 올바르게 사용하지 않았기 때문에 통증이 발생하고, 통증은 '움직이고 싶지 않다'는 마음과 직결된다. 움직여 아플 바에는 차라리 가만히 있는 편이 낫다는 생각에 운동량이 줄어들고, 체중이 증가하며 근육이 빠진다. 그렇게 되면 다음에 움직일 때 무릎 등 몸의 통증은 더욱 강해진다. 악순환이 시작된 것이다. 그리고 최종적으로는 근육이 다 빠져버려 온몸의 균형이 무너지고야 만다.

이 악순환의 고리에서 빠져나오는 방법이 바로 이 장에서 소개하는 여덟 가지 운동이다.

우선 '장수 근육'이라고 불리는, 나이를 먹을수록 특히 의식해야 할 4개의 근육이 있다는 것을 기억해두자.

· 모음근(내전근)

· 넙다리네갈래근(대퇴사두근)

· 복근

· 골반바닥근(골반저근)

이 근육들을 단련하는 데 효과적인 자세와 걸음걸이, 그리고 일상에서 노력할 수 있는 운동법을 소개하겠다.

① 바르게 서기 → 닭 자세 걸음 탈출

② 안쪽 허벅지 걷기 → 퇴행성 무릎 관절염으로 인한 O자 다리 개선

③ 발가락 오므리기 → 넙다리네갈래근 부활

④ 벽 발돋움 운동 → 복근 및 골반바닥근 부활

또, 근육을 의식적으로 움직이면서 지금 겪고 있는 통증과
같은 몸의 이상 증세를 제거하는 방법도 소개하겠다.

⑤ CS 운동

→ 척추의 자연스러운 굴곡 회복

→ 허리 통증, 어깨 결림, 새우등 해소

⑥ 발 흔들기 운동

→ 손상된 연골 재생

→ 무릎 통증 감소

⑦ 뭇갈래근 운동

→ 코어 근육 부활

→ 어깨 결림 개선 및 자세 유지

⑧ 발 마사지

→ 땅을 밟는 감각 회복

→ 넘어짐 예방

바르게 서기

바르게 선다는 것은 전신이 실에 매달린 것처럼 꼿꼿하게 서는 것을 말한다. 골반 정중앙 위에 머리가 오도록 하는 방법이다.

닭 자세 탈출

1

똑바로 선다
머리를 앞으로 내밀면 발끝에, 뒤로 보내면 발꿈치에 중심이 쏠리는 것을 확인하자.

Point

허벅지 안쪽을 의식하면 두 다리가 평행이 된다.

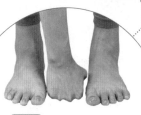

Point

발 사이에 주먹 하나가 들어갈 정도로 간격을 벌리고 두 발의 안쪽이 평행이 되도록 한다.

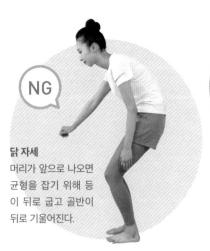

NG

닭 자세
머리가 앞으로 나오면 균형을 잡기 위해 등이 뒤로 굽고 골반이 뒤로 기울어진다.

까치발을 한다

넘어짐에 대비해 벽 근
처에서 까치발을 한 뒤
3초간 정지한다.

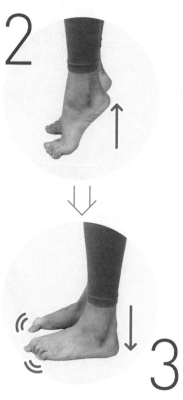

발꿈치를 내리고
두 발의 발가락을 오므린다

발꿈치를 툭 내리고 두 발의 발가락에
힘을 꽉 주면 머리가 살짝 앞으로 쏠린
다. 그 위치가 머리가 앞으로도 뒤로도
쏠리지 않은 골반 정중앙 위다.

발가락에 힘을 뺀다

바르게 서기 자세 완성!

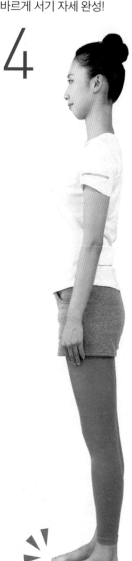

안쪽 허벅지 걷기

오래오래 내 다리로 걷기 위해 꼭 필요한 근육인 '모음근(내전근)'을 의식하며 걷는 걸음법이다. 무릎 통증 원인의 대부분을 차지하는 'O자 다리' 개선에 도움이 된다.

O자 다리
개선

2 한쪽 발끝을 들어 올려 발을 뻗는다

뻗을 발의 반대편 팔을 먼저 내민 뒤 발끝을 올리며 발을 뻗는다.

Point
머리가 앞으로 너무 나오지 않도록 한다.

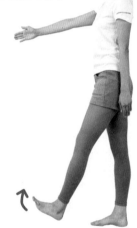

1 '바르게 서기' 상태에서 시작한다

머리의 위치를 의식한다.

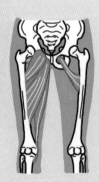

모음근이란?

모음근(내전근)은 허벅지 안쪽에 있는 근육의 총칭으로, '큰모음근(대내전근), 작은모음근(소내전근), 긴모음근(장내전근), 짧은모음근(단내전근), 두덩정강근(박근), 두덩근(치골근)'으로 구성된 근육군이다. 엉덩 관절(고관절)을 내전시키는 근육으로, 다리를 오므리는 움직임을 한다. 자세 유지에 매우 중요한 역할을 하기 때문에 모음근의 근육 균형이 무너지면 O자 다리나 X자 다리가 되기도 하고 골반 틀어짐으로 이어지기도 한다.

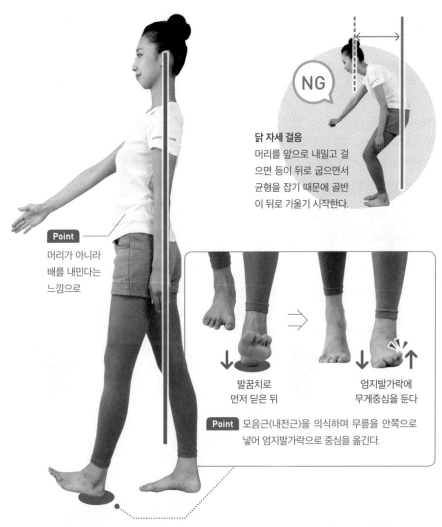

Point
머리가 아니라
배를 내민다는
느낌으로

NG

닭 자세 걸음
머리를 앞으로 내밀고 걸
으면 등이 뒤로 굽으면서
균형을 잡기 때문에 골반
이 뒤로 기울기 시작한다.

발꿈치로
먼저 딛은 뒤

엄지발가락에
무게중심을 둔다

Point 모음근(내전근)을 의식하며 무릎을 안쪽으로
넣어 엄지발가락으로 중심을 옮긴다.

3 발꿈치부터 땅에 디딘 후 엄지발가락으로 중심을 옮긴다

내민 팔을 원위치로 되돌리면서 뻗은
발의 엄지발가락으로 중심을 옮긴다.
모음근(내전근)을 의식하며 무릎을 안
쪽으로 넣으면 엄지발가락에 중심을
두기 쉽다.

4 반대편도 마찬가지로 발꿈치부터 착지해 엄지발가락으로 중심 옮기기를 반복하며 걷는다

발가락 오므리기

다리와 허리에 통증이 있으면 걷거나 뛰는 운동을
할 수 없다. 몸에서 가장 큰 근육인 넙다리네갈래근
을 걷지 않고 앉아서 단련할 수 있는 방법이다.

넙다리네갈래근
부활

Point
다리가 잘 올라가지 않
는다면 가능한 만큼만
올려도 된다.

1 의자에 앉는다

배를 등에 붙인다는 느낌으로 배에 힘을 주되,
호흡을 멈추지 않고 말할 수 있을 정도로 힘을
준다. 복근이 쓰이고 있다는 것을 느낀다.

2 다리를 올린다

의자에 앉은 채로 한쪽 다리를
바닥과 평행하게 뻗어 올린다.
계속 호흡하면서 배에는 힘을
준 상태에서 실시한다.

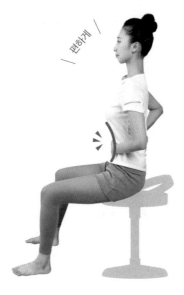

편하게

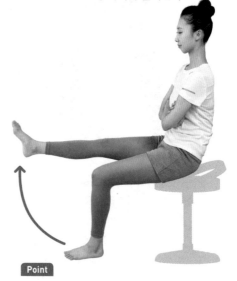

Point
• 처음에는 어렵겠지만 점점 다리를 더 위로 올릴
  수 있도록 노력한다.
• 손으로 의자를 짚어도 된다.

넙다리네갈래근이란?

넙다리네갈래근(대퇴사두근)은 허벅지 앞쪽에 있는 근육의 총칭으로 넙다리곧은근(대퇴직근), 가쪽넓은근(외측광근), 중간넓은근(중간광근), 안쪽넓은근(내측광근) 네 개로 구성된 몸에서 가장 큰 근육이다. 무릎 관절을 펴거나 엉덩 관절(고관절)을 굽히는 움직임에 작용해 보행을 비롯한 일상생활의 다양한 동작에 크게 관여하는 중요한 근육이다.

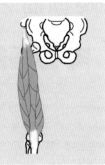

하루 세 번,
아침, 점심, 저녁
식사 전에
좌우 30회씩
실시하자!

3 발가락을 꽉 오므린다

발가락 끝이 하늘을 향하도록 발목을 직각으로 굽힌다. 주먹을 쥐듯 발가락을 오므리며 무릎을 쫙 펴 다리 뒤쪽 근육을 늘린 상태에서 5초간 버틴다.

4

다리를 내린다

다리를 천천히 내리고 배에 주었던 힘을 푼다. 반대편 다리도 똑같이 실시한다. 좌우 다리를 번갈아가며 각각 30회씩 한다.

벽 발돋움 운동

골반바닥근(골반저근)과 복근도 몸의 근간을 이루는 중요한 근육으로, 나이를 먹을수록 신경 써야 한다. 벽이 보이면 무조건 한다는 생각으로 습관화하자.

복근 · 골반바닥근 부활

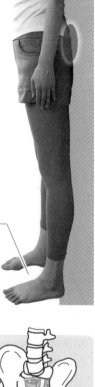

1

벽 앞에 서서 엉덩이와 어깨뼈를 벽에 붙인다

엉덩이와 어깨뼈(견갑골)가 벽에 닿을 정도로, 벽에 기대지 말고 선다.

Point

두 발은 어깨너비 정도로 벌린다.

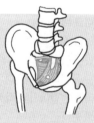

골반바닥근이란?

골반바닥근(골반저근)은 골반 아래를 덮듯이 존재하는 근육의 총칭이다. 두덩뼈(치골), 궁둥뼈(좌골), 꼬리뼈(미골)에 접해 있는 근육으로 내장의 무게를 지탱하는 것을 비롯해 배설 조절에도 관여한다. 이 근육들의 힘이 약해지면 요실금이나 탈장, 자궁 탈출이 발생할 수 있기 때문에 나이를 먹을수록 더욱 신경 써야 한다.

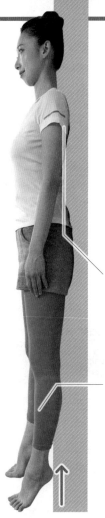

2

까치발을 하고 등을 곧게 편 채로 5초간 유지한다

힘껏 까치발을 하며 등을 쭉 편다. 배를 등에 붙인다는 생각으로 배에 힘을 주고 항문을 꽉 조인 채 5초간 버틴다.

Point

갈비뼈(늑골)의 간격을 벌린다는 생각으로 쭉 늘린다.

Point

무릎 아래의 단단한 근육이 쓰이는 것을 의식한다.

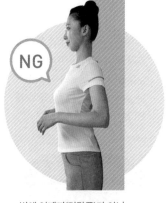

NG

벽에 어깨뼈(견갑골)가 아닌, 어깨를 붙이지 않도록 한다.

3

발뒤꿈치를 내리고 온몸의 힘을 푼다

이 순간, 근육으로 피가 흘러든다.

동작 2~3을 10회 반복한다. 10회가 1세트로, 하루에 최소 1세트 이상 실시한다.

복근이 있어야 허리 통증이 생기지 않는다

허리뼈(요추)는 등 근육과 복근이 지탱한다. 따라서 복근이 줄어들면 허리를 형성하는 허리뼈(요추) 하나하나가 앞뒤로 흔들리기 시작해 통증이 생긴다. 허리 보호대도 진통제도 대증요법에 지나지 않으니, 이 운동으로 복근의 근력 저하라는 근본적인 원인을 해소하자.

CS 운동

머리가 앞으로 나온 자세가 지속되면 척추뼈 본래의 곡선을 잃게 되어 다양한 이상 증세가 나타난다. 척추뼈의 자연스러운 굴곡을 되찾는 운동을 소개한다.

허리 통증·
어깨 결림·새우등
해소

의자에 앉는다

두 발을 몸통 너비 정도로 벌리고 의자에 앉는다. 맨발로 바닥을 짚어 체중을 실을 수 있는 자세를 만든다.

Point

무릎은 직각으로 굽힌 상태로

Point

발뒤꿈치까지 확실히 바닥에 대고 양쪽 허벅지가 바닥과 평행하도록 의자 높이를 조절한다.

척추뼈의 S자 곡선을 되찾자!

골반이 뒤로 기울어진 NG 자세에서 골반을 원래 위치로 돌리기 위해, 골반이 가장 뒤로 기운 C자 자세와 가장 앞으로 기운 S자 자세를 교대로 반복한다.

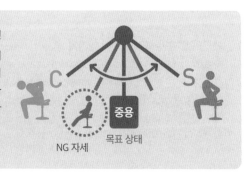

C   중용   S

NG 자세   목표 상태

상반신을 C자로 만든다

① 의자에 기대 몸을 젖힌 듯한 자세를 취해 골반을 뒤로 기울인다.

② 까치발을 해서 골반이 더욱 뒤로 기울게 한다.

③ 머리는 배꼽을 바라보듯 숙이고
상반신을 C자처럼 둥글게 만든다.

Point 양손을 골반 옆에 대서 후경 자세를 유지한다.

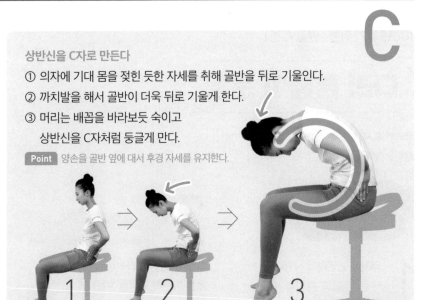

상반신을 S자로 만든다

① 뒤꿈치를 내려 땅에 대고, 골반을 앞으로 기울인다.

② 두 다리 사이에 몸통을 넣듯이 깊이 숙이고
허벅지의 안쪽(모음근)에 힘을 준다.

③ 골반을 앞으로 기울인 채 머리를 뒤로 들어
올려 S자를 만든다.

Point 양손을 골반 옆에 대서 전경 자세를 유지한다.

NG

C자 자세와 다르게
등이 굽으면 안 된다.

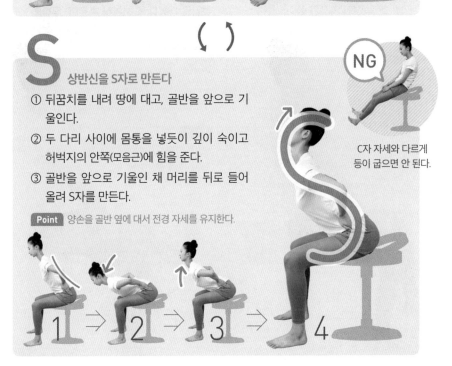

다리 흔들기 운동

유리연골 자체가 재생되지 않더라도, 그 역할을 대신
해주는 '섬유연골'이 생겨나는 운동이다.

무릎 통증 해소

1
의자에 편안하게 앉는다
무릎 아래쪽 다리를 충분히
흔들 수 있도록 발이 닿지 않
는 높이의 의자가 좋다.

2
**두 손으로 한쪽 다리를 떠받친 채
무릎 아래쪽 다리를 흔든다**
힘을 빼고 아래로 늘어뜨린 채로 다리를
앞뒤로 대롱대롱 천천히 흔든다. 무릎의
관절주머니가 늘어났다가 줄어들면서
관절액을 내보낸다.

Point
허벅지 힘을 사용하지 않고
최대한 힘을 빼고 흔든다.

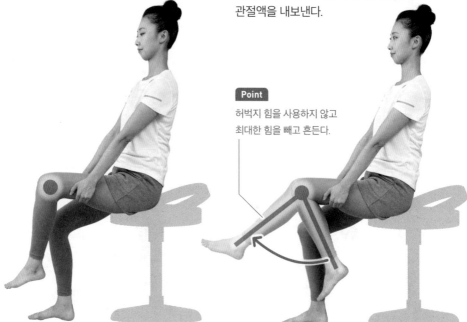

연골은 재생된다!(본문 118쪽)

신체 중에서도 스트레스에 강한 무릎 연골은 매일 재생되고 있다. 마모되어 버려지는 게 있으면 새롭게 만들어지는 게 있는 법. 관절 윤활막에서 분비되는 관절액을 통해 이들의 교체(신진대사)가 이루어진다. 따라서 다리를 흔들어 윤활막에 자극을 주면 이 교체가 촉진된다.

아침 기상 시간이나 영화 관람을 마치고 좌석에서 일어날 때처럼 다리의 움직임이 거의 없던 상황에서는 관절연골이 건조되어 있으므로 파손되기 쉽다. 이 다리 흔들기 운동을 통해 관절 내 순환을 촉진한 뒤 자리에서 일어나도록 하자.

체중 증가나 잘못된 걸음걸이로 관절연골이 완전히 없어지면 유리연골은 재생되지 않는다. 그 대신 무릎의 부하가 사라지면 치료를 위해 섬유연골이 생겨나는데, 이를 촉진하는 것도 다리 흔들기 운동이다. 무릎의 부하를 없애는 방법으로 절골술도 있지만, 걸음걸이를 바꾸고 체중을 줄이고 이 운동을 열심히 실천하면 수술과 비슷한 효과를 얻을 수 있다.

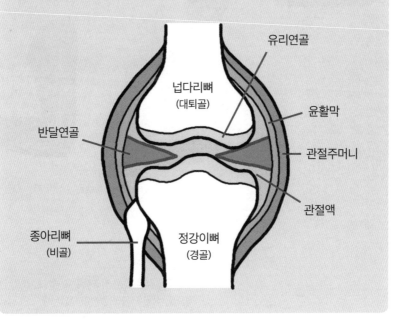

85

뭇갈래근 운동

서는 자세, 앉는 자세를 위해 열심히 일하는 숨은 일등공신이 바로 뭇갈래근(다열근)이다. 몸의 기둥이라고도 할 수 있는 이 코어 근육(심층근, 이너머슬)을 단련하는 운동을 알아보자.

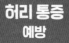

허리 통증 예방

1 네 손발로 기는 자세에서 시작한다

Point

허벅지와 무릎은 수직이 되도록 한다.

뭇갈래근이란?

뭇갈래근(다열근)은 척추뼈를 지탱하는 코어 근육으로, 작은 근육이 줄지어 나열된 것처럼 생겼다. 척추뼈 하나하나를 안정시키는 역할을 하며, 서는 자세와 앉는 자세에 크게 관여하는 중요한 심층근이다.

2 한쪽 팔과 반대쪽 다리를 바닥과 평행이 되도록 뻗어 올린다

손과 발을 쭉 뻗은 상태에서 5초 간 버틴다.

3 반대쪽도 동일하게 한다

좌우 교대로 10회씩 한다. 좌우 각 10회가 1세트로, 하루에 1세 트 이상 실시한다.

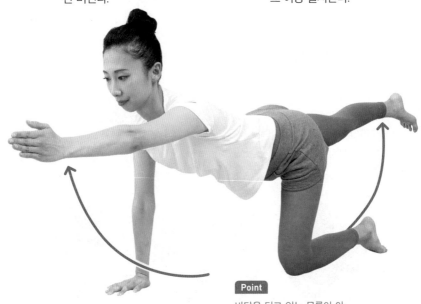

Point
바닥을 딛고 있는 무릎이 아 프다면 수건을 깔아보자.

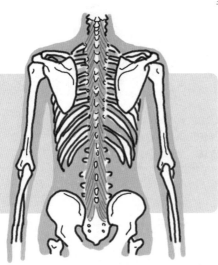

넘어짐 예방 '발 마사지'

고령이 되면 자칫 잘못 넘어졌다가는 두 번 다시 거동할 수 없는 상태로 이어지기도 한다. 매일 나의 다리에 '약간의 정성'을 들여보자. 건강에 주의를 기울이지 않으면 병에 걸리거나 다치기 쉽다. 간단한 발 마사지는 발의 감각을 되찾아주어 넘어짐 예방에 효과적이다. 발은 언제나 우리를 위해 애쓰고 있다. 위로와 감사의 마음을 담아 발을 어루만지며 보살피자.

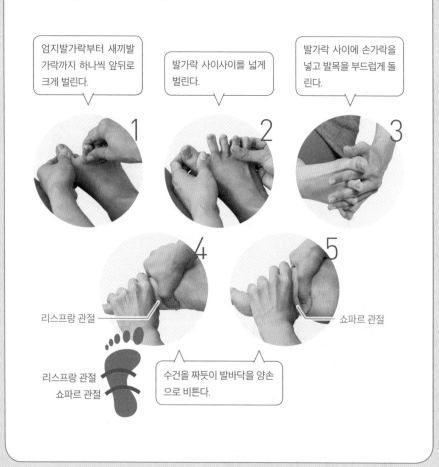

엄지발가락부터 새끼발가락까지 하나씩 앞뒤로 크게 벌린다.

발가락 사이사이를 넓게 벌린다.

발가락 사이에 손가락을 넣고 발목을 부드럽게 돌린다.

리스프랑 관절

쇼파르 관절

리스프랑 관절
쇼파르 관절

수건을 짜듯이 발바닥을 양손으로 비튼다.

백년다리

무릎 통증을 완화하는 '모음근' 사용법

앞에서 사진과 함께 소개한 운동을 글로 보충 설명하고자 한다.

먼저 '안쪽 허벅지 걷기'는 제1장에서 언급한 대로 니가타에서 온 환자의 스트레스 뷰 엑스레이 촬영 중 '옆에서 무릎을 밀어보니 뼈끼리 맞닿는 증상이 사라지며 통증도 사라졌다'는 사실에서 탄생하게 된 걸음법이다. 나를 찾아온 초진 환자에게 3개월 동안 실천하도록 권하고 있다.

무릎 통증의 원인인 뼈의 부딪침(미세골절)을 막기 위해서는 뼈 사이에 공간을 만들어야 한다. 무릎을 옆에서 민 것과 같은 효과는 '다리의 무게중심을 새끼발가락에서 엄지발가락으로 전환'하면 얻을 수 있는데, 이는 허벅지 안쪽 근육을 의식하면 더 쉽게 할 수 있다.

허벅지 안쪽 근육은 '모음근(내전근)'이라고 불리는 여러 근육의 집합체로 골반과 무릎 사이를 연결하는 근육군을 말한다. 평소 짧은 치마를 입고 걸을 때 치마 밑단이 벌어지지 않도록 하거나 스키를 타다 멈추려고 할 때, 승마에서 다리를 말에 고정시킬 때 등 다리를 안쪽으로 모을 때 쓰인다. 다리의 움직임을 부드럽게 해주는 중요한 근육으로, 이 모음근(내전근)을 사용하여 걷는 습관을 들이면 된다.

모음근(내전근)은 신체의 다른 근육과 마찬가지로 계속 사용하지 않는 한 나이를 먹으면서 쇠퇴한다. 걷기 운동을 통해 이를 단련할 수 있는데, 앞에서 소개한 '안쪽 허벅지 걷기'는 모음근(내전근)을 더욱 효과적으로 단련할 수 있는 걸음법이다.

다리 안쪽에 체중을 실으려는 생각을 해본 적 없는 사람이 대다수일 테니 순서대로 차근히 설명하겠다. 의외라고 생각할 수 있지만, 이 걸음걸이에서 가장 중요한 것은 걷기 전의 '바르게 서는 법'이다. 앞쪽 사진 설명 부분(74쪽)을 참고하면 좋겠다. 바르게 걷기 위해서는 그 시작 지점인 '서기'가 바르게 되어야 한다. 제1장에서 닭 자세가 모든 악의 근원이라고 말했듯이, 머리가 앞으로 나온 이 닭 자세를 고치는 것에서부터 시작해야 한다. 이것의 목적은 머리의 위치를 앞도 뒤도 아닌, 몸의 '중심'에 놓는 것이다.

바르게 서기(74쪽)

① 평지에서 두 발 사이에 주먹 하나가 들어갈 만큼 다리를 벌리고 발의 안쪽이 평행하도록 선다

이때 발가락 끝이 바깥을 향하지 않도록 주의한다. 허벅지 안쪽을 의식하면 양발을 평행하게 두기 쉽다.

② ①의 상태에서 3초간 까치발을 한다

넘어지지 않도록 주의한다.

③ 발꿈치를 툭 떨어뜨리며 발가락을 오므린다

이때 양발의 발가락 전체로 지면을 꽉 움켜쥐듯이 오므린다. 지면을 움켜쥘 때 중심을 잡기 위해 머리가 조금 앞으로 나오는데, 바로 이때 머리가 골반의 정중앙에 온다. 이보다 앞으로 머리가 나오면 발가락 끝에, 이보다 뒤로 머리가 가면 발꿈치에 체중이 실리게 된다.

④ 발가락을 원래대로 풀고 몸에 들어간 힘을 뺀다

머리의 위치를 올바르게 만든 후 바로 '안쪽 허벅지 걷기'로 넘어간다.

수술보다 효과적인
'안쪽 허벅지 걷기'

안쪽 허벅지 걷기(76쪽)

① '바르게 서기'부터 시작한다

두 발 사이에 주먹 하나가 들어갈 정도로 다리를 벌리고 선다. 양발은 서로 평행하게 둔다. 머리가 골반의 정중앙 위에 오도록 한다.

② 한쪽 발의 발끝을 들어 올려 발을 뻗는다

발끝이 쭉 올라간 것을 확인하며 발을 뻗는다. 머리가 앞으로 나오지 않도록 주의한다.

③ 발꿈치부터 땅에 디딘 후 엄지발가락으로 중심을 옮긴다

발꿈치가 땅에 닿으면 엄지발가락에 모든 체중을 싣고 안쪽

허벅지의 모음근(내전근)을 활용해 무릎을 몸 안쪽으로 넣으려고 의식한다. 새끼발가락이 자연스럽게 땅과 떨어지는 느낌이다.

④ 반대쪽 발도 똑같이 반복한다

마찬가지로 발꿈치로 착지한 뒤 엄지발가락에 중심 두기를 반복하며 걷는다.

중요한 점은 ③, ④를 할 때 허벅지 안쪽 근육을 의식하고 무릎을 몸 안쪽으로 넣어 엄지발가락에 중심 두기를 철저히 지키는 것이다. 무릎을 안쪽으로 넣으면 앞에서 소개한 것과 같이(60쪽) 안쪽 관절이 벌어져 뼈가 서로 닿지 않게 된다.

'안쪽 허벅지 걷기'를 꾸준히 해서 습관화하면 걸을 때 무릎 안쪽에서 미세골절이 일어나지 않아 무릎 통증을 해소할 수 있다. 이 걷기 방식을 통해 수술할 필요가 없어진 사람만 해도 3,000명 이상이다. 어떻게 이렇게 많은 실적을 남길 수 있었을까? 이 걸음법이 무릎 통증을 없애주는 근본적 치료법이기 때문 아닐까?

사실 '안쪽 허벅지 걷기'의 원리와 아주 비슷한 외과 수술이 있다. '절골술(근위경골절골술)'이라고 하는 수술로, 이름대로 '무릎

관절 부근에서 정강이뼈(경골)를 깎아 하지를 곧게 만드는' 수술
이다. O자 다리를 교정하기 위해 뼈를 잘라 각도를 바꿔 무릎 안
쪽으로 쏠린 무게를 무릎 바깥쪽으로 이동(분산)시키는 원리다.
정강이뼈(경골)의 안쪽에서 바깥쪽을 향해 뼈를 잘라 안쪽을 벌
려 교정한다. 뼈를 자르는 일은 주변 인대를 벗기는 등의 작업도
동반되므로 말처럼 간단하지 않다.

　절골술로 통증이 사라지지 않을 때는 인공관절 삽입과 절골
술을 다시 한번 해야 할 필요가 있다. 수술 후, 뼈를 고정했던 플
레이트는 제거할 수 있다. 몸에 금속과 같은 이물질이 남진 않지
만, 이 수술도 결국 대증요법이라고 할 수밖에 없다.

　다시 한번 말하지만, 무릎 통증의 원인은 무릎 안쪽의 연골
이 없어져 뼈가 서로 닿아 미세골절을 일으키기 때문이다. 절골
술은 간단히 말하면 미세골절을 일으키는 부위는 치료하지 못하
고, 멀쩡한 뼈를 잘라 억지로 다리를 곧게 만드는 것일 뿐이다.

　물론 이 수술을 하면 원인 부분의 하중이 줄어 미세골절이
일어나지 않으므로 통증은 사라진다. 하지만 건강한 뼈를 자르
지 않는 편이 제일 낫지 않을까? 같은 원리로 통증도 없앨 수 있
고, 무엇보다 위험이 없는 '안쪽 허벅지 걷기'를 먼저 실천해보
자고 간절히 외치는 이유다.

모음근의 쇠퇴가
O자 다리의 원인

'안쪽 허벅지 걷기'로 단련하는 모음근(내전근)에 대해 조금 더 설명하고자 한다. 장수 근육 중 하나인 모음근(내전근)은 평소 그다지 주목받지 못하는 데 비해 우리 몸에서 너무나 중요한 역할을 맡고 있기 때문이다.

물론 몸에 있는 근육은 모두 중요하고 거기에 우열은 없다. 하지만 모음근(내전근)은 '인간이 이족보행을 할 수 있게 된 숨은 일등공신'이라고 말해도 될 정도로 중요하다. 100년 걸을 수 있는 다리를 원한다면 더더욱 신경 써야 할 근육이라고 할 수 있다.

모음근(내전근)이란 하나의 근육을 가리키는 것이 아니라, 허벅지 안쪽에 있는 '큰모음근(대내전근)', '작은모음근(소내전근)', '긴모음근(장내전근)', '짧은모음근(단내전근)', '두덩정강근(박근)', '두덩근(치골근)'으로 구성된 근육군의 총칭이다.

　　나이가 들어 운동량이 줄면 온몸의 근육은 약해지고 그 양도 줄어드는데 이는 모음근(내전근)도 마찬가지다. 그러므로 '어느 정도 나이를 먹으면 의식적으로 모음근(내전근)을 단련해야 한다' 하는 마음가짐이 필요하다.

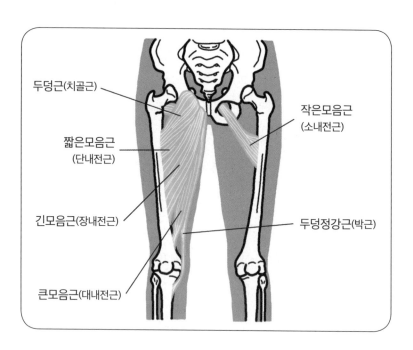

두덩근(치골근)

작은모음근
(소내전근)

짧은모음근
(단내전근)

긴모음근(장내전근)

두덩정강근(박근)

큰모음근(대내전근)

백년다리

모음근을 이해하기 위해서는 한자식 표현을 살펴보는 것이 가장 좋다. 모음근의 전 용어는 내전근內轉筋이며, 말 그대로 '내전시키는 근육'이고, '내전'이란 다리를 안쪽으로 닫는 움직임을 말한다(반대는 '외전'으로, 다리를 바깥쪽으로 여는 움직임이다).

해부학적으로 '다리를 열거나 닫는' 움직임은 사실 어려운 행동이다. 로봇에게 이 행동을 하도록 만들기도 꽤 어려울 거라 생각한다. 이러한 움직임을 쉽게 만들어주는 것이 바로 엉덩 관절이다. 엉덩 관절(고관절)은 넓적다리에 있는 관절로, 무릎 관절과 마찬가지로 관절에 속하기는 하지만, 종류가 다르다. 먼저 엉덩 관절은 구관절球關節이라고 해서 마주 보는 뼈의 연결부가 공처럼 구형으로 되어 있다. 그러므로 움직임의 방향에 제한이 없다. 천장을 보고 누워 다리를 여러 방향으로 돌려보면 바로 확인 가능하다. 반면, 무릎 관절은 구관절이 아니다. 마주 보는 뼈의 연결부가 접시 모양으로 되어 있어서 한 방향으로 구부리거나 펴는 동작만 가능하다. 꼭 경첩과 같은 구조로 되어 있어 이러한 관절을 경첩관절이라고 한다.

즉, 넙다리뼈(대퇴골)에 붙어 허벅지를 오므리는 움직임을 담당하는 근육이 모음근이다. 모음근이 약해지면 넙다리뼈(대퇴골)는 외전·외회전해 팔자걸음이 되어 이른바 O자 다리가 빠르게 진행된다. 이는 엉덩 관절(고관절)과 무릎 관절에 한층 더 부담을 가해 결과적으로 퇴행성 무릎이뿐 아니라 골반을 지지하는 것도 모음근(내전근)의 중요한 역할인데, 모음근(내전근)이 약해지면 골반이 틀어져 허리를 포함한 넓은 범위에 악영향을 미쳐 걷기조차 어려워지고 허리 통증도 순식간에 악화된다.

또한, 모음근은 골반바닥근(골반저근)과도 이어져 있다. 골반바닥근(골반저근)은 골반 밑에 있는 근육과 인대의 총칭으로 배 밑에 있는 근육군을 가리킨다. 이는 방광과 자궁(여성의 경우) 등 중요한 장기를 마치 해먹처럼 받치는 중요한 역할을 한다. 모음근(내전근)의 기능이 떨어지면 불행하게도 골반바닥근(골반저근)도 함께 무너져 소변 문제(요실금)나 탈장, 자궁 탈출이 일어날 수 있다. 모음근(내전근)이 나이를 먹으면 먹을수록 중요한 근육인 데는 이러한 이유도 있다.

게다가 모음근(내전근)은 복근과도 관련이 있다. 모음근(내전근) 중 하나인 큰모음근(대내전근)은 궁둥뼈결절(좌골결절)과 속폐쇄근(내폐쇄근)을 두고 골반바닥근(골반저근)과 연결되어 있다. 골반바닥근(골반저근)과 배가로근(복횡근)은 자세 유지에 중요한 코어 근육인데, 모음근(내전근)이 본래의 역할을 제대로 하면 골반바닥근(골반저근)을 통해 배가로근(복횡근)의 활동이 높아진다는 보고도 있다.

운동선수들은 이미 모음근(내전근)의 역할에 주목해 일상적으로 단련하고 있다. 우리는 운동선수가 아니므로 헬스장까지 찾아가 근육을 단련할 필요는 없다. 그래도 이름을 알아두면 그 존재를 더 자세히 알고 의식할 수 있다. '허벅지에 있는 근육 아닌가?' 하고 어렴풋이 알고 있는 것도 나쁘지 않지만, 이름은 생각보다 중요하다. '허벅지 안쪽에 있는 모음근(내전근)'이라고 외우면 이에 대한 의식은 확실하게 높아질 것이다(모음근은 여러 근육의 총칭이지만, 허벅지 안쪽 근육이라는 정도로 외워도 충분하다).

100년 걷기 위해 꼭 필요한 허벅지 근육

무릎 통증 탓에 걷는 게 두려워 운동량이 급격하게 줄어드는 사람이 많다. '아프기' 때문에 '걸을 수 없다.' 아플 때 활발히 움직이고 싶다고 생각하는 사람은 드물다.

하지만 이러한 생각은 최악의 결과를 초래하기 때문에 위험하다. 사람의 몸은 비단 무릎뿐 아니라 부위에 상관없이 사용이 줄어들면 힘과 기능이 떨어지게 되어 있다. 유감스럽게도 우리 몸에 한해서 '사용하지 않는다'는 말은 '현상 유지'를 의미하는 게 아니라, '쇠퇴하고 있음'을 의미한다. 젊은 사람도 하루만 가만히 누워 지내도 근력이 1~3% 저하된다는 보고가 있다. 이러한 상태를 의학용어로 '비사용증후군disuse syndrome' 또는 '폐용

증후군'이라고 부른다. 즉, 무릎 사용이 줄어들면 무릎의 근력이 떨어지기 시작한다. 그러면 무릎과 이어진 허벅지 등의 근력도 순식간에 떨어져 신체가 위축되고 가늘어진다. 허벅지 근육이 쇠퇴하면 뼈는 서로 부딪치기 쉬워지고, 더욱 깨지기 쉬워진다. 즉, 무릎 관절 안에서 미세골절이 발생할 가능성이 커지고 통증도 더 극심해진다.

'통증 때문에 걷지 않는다 → 근육이 쇠퇴한다 → 뼈가 부딪치기 쉬워지고 깨지기 쉽다 → 통증이 줄어들기는커녕 심해진다' 이러한 악순환에 빠지는 것이다.

조금씩 무릎 통증을 느끼기 시작한 환자에게 가족들은 "집에만 있으면 안 돼!" "되도록이면 걸어!" "휠체어 쓰지 마!" 하고 잔소리를 하곤 한다. 하지만 O자 다리인 채로 걸어봤자 무릎 안쪽에 그나마 남아 있던 연골이 점점 닳아 없어질 뿐이다. 그러니 안쪽 연골이 급격히 줄어들지 않도록, 미세골절이 줄어들도록 '안쪽 허벅지 걷기'로 걸어야 한다.

여기서 걷지 않고 앉아서 허벅지 근육을 단련할 수 있는 방법을 소개하겠다. 바로 '발가락 오므리기'라는 운동이다. 이 운동의 목적은 '자신의 근육을 단련해 나만의 장비로 삼는 것'이다. 의사가 추천한 보조 장비를 구입해 사용하는 사람도 많다. 확실히

이는 통증을 경감해줄 수 있을지도 모른다. 무릎이 좌우로 덜덜덜 흔들리는 것을 방지하고 고정해주기 때문이다. 눈앞의 통증에서 벗어나는 수단으로는 효과가 있다.

하지만 이러한 장비를 이용하면 몸에서 노는 근육이 생겨 버린다. 바로 허벅지 앞 근육인 넙다리네갈래근(대퇴사두근)이다. 그러면 뇌는 '쟤는 더 이상 일할 마음이 없구나' 하고 판단하기 때문에 허벅지 근력은 점점 떨어지게 된다. 앞서 설명한 '비사용증후군'이 발생하는 것이다. 이를 예방하기 위해 허벅지 앞 근육을 일하게 만들고 활약하게 하는 것이 이 운동이다. 이 운동을 계속하면 허벅지 근육이 보조 장비가 필요 없을 정도로 힘을 되찾아 다리 전체에 활력을 불어넣어준다.

넙다리네갈래근(대퇴사두근)을 단련하는 이 운동은 간단히 말해 '다리를 올린 상태에서 발가락을 꽉 오므리는 것'이다. 올바른 자세로 하면 복근도 함께 사용되기 때문에 젊고 건강한 사람도 제법 힘들다. 만약 이 운동이 편하기만 하고 전혀 힘들지 않다면 자세가 잘못되었을 가능성이 크다. 처음에는 자세를 바르게 취하고 있는지 거울로 확인하면서 실시하도록 하자. 덧붙여, 넙다리네갈래근(대퇴사두근)도 낯선 단어겠지만, 앞으로 신경 쓰며 지내야 할 장수 근육 중 하나이므로 부디 기억해주길 바란다.

걷지 않고도 넙다리네갈래근이
되살아나는 '발가락 오므리기'

발가락 오므리기(78쪽)

① 의자에 앉는다

편안하게 의자에 앉아 배에 힘을 주어 안으로 넣는다. 이것
만으로도 복근에 자극을 줄 수 있다.

② 다리를 들어 올린다

배에 힘을 준 채로 한쪽 다리를 천천히 바닥과 평행하게 뻗
어 올린다. 처음에는 어렵겠지만, 엉덩 관절(고관절) 또는 그
이상의 높이를 목표로 삼아 들어 올린다.

③ 발가락을 꽉 오므린다

발가락 끝이 하늘로 향하도록 쭉 뻗고 발목을 직각으로 굽힌

다. 그 상태에서 주먹을 쥐듯 모든 발가락에 힘을 꽉 준 채 5초간 정지한다. 허벅지 앞의 근육이 땡땡해지는 것을 확인한다. 다리가 잘 올라가지 않는 사람은 올라가는 만큼만 올려서 실시한다.

④ 다리를 내린다

다리를 천천히 내리고 배의 힘을 푼다. 반대편 다리도 똑같이 실시한다. 좌우 교대로 각각 30회씩 한다.

※ 1일 3회, 식전에 30회씩 실시한다.

TV 광고가 흘러나오는 시간처럼 일상 속에서 틈틈이 하는 것도 강력 추천한다. 근육통이 생길 수도 있는데 근육통은 오래된 근육이 새로운 근육으로 변한다는 증거니 기쁘게 받아들이자. 할 수 있는 만큼 실천해보자.

근육을 생각 없이
사용하는 것만큼 어리석은 일도 없다

다음으로 소개할 '벽 발돋움 운동'은 복근과 골반바닥근(골반저근)을 동시에 자극할 수 있다. 일상생활에서 복근을 아예 사용하지 않는 사람은 없지만, 근육은 의식해서 사용하는지, 아무 생각 없이 사용하는지에 따라 그 상태에 엄청난 차이가 발생한다. 매일 조금씩 쌓은 순간순간들이 결과에 큰 차이를 만든다. 근육은 이러한 조직이라고 생각하면 된다.

이 운동은 벽을 등지고 발돋움을 하는 간단한 동작만으로 복근뿐 아니라 골반바닥근(골반저근)을 의식해서 사용할 수 있도록 돕는다. 복근을 제대로 사용하면 골반이 막무가내로 뒤로 기울지도 않을 뿐더러 허리뼈(요추)가 곧게 되어 자세가 정돈된다.

우리 몸에서 복근이 줄어들면 가장 힘들어지는 것은 허리뼈(요추)다.

허리의 뼈는 한 개의 기다란 뼈가 아니라 작은 뼈가 겹겹이 쌓여 있다. 허리뼈(요추)는 인대와 주변 등과 배 근육에 의해 안정을 유지하는데, 요즘 생활에서 등 근육은 잘 줄지 않는 반면 복근은 줄어들기 쉽다. 예를 들면 우리는 무거운 짐을 대체로 몸 앞에서 든다. 이때 등 근육이 사용되면서 단련되는 데 비해 복근은 별로 사용되지 않는다. 이렇게 사용되지 않는 복근은 지방으로 변해 배가 볼록 나오게 되는 것이다.

허리뼈(요추)가 안정되려면 앞쪽의 복근과 뒤쪽의 등 근육이 모두 필요하기 때문에 복근의 기능이 떨어지면 허리는 앞뒤로 불안정해진다. 허리뼈(요추)가 앞뒤로 흔들리면 척주관(척추관이 아니라 척주관이 올바른 표기다. - 편집자 주)을 통과하는 신경이 당겨져 저리기도 하고 압박을 받아 통증이 발생하기도 한다. 이른바 척추관협착증의 첫 증상이다. 따라서 복근 단련은 허리 통증의 예방 및 개선에도 효과가 있다.

허리 통증으로 인해 허리 보호대를 사용해본 사람도 있을 것이다. 허리 보호대는 어디까지나 복근의 역할을 대신하는 임시방편일 뿐, 허리 통증을 예방·개선하기 위해서는 복근을 단련해야 한다. 벽에 기대 까치발만 하면 되는 간단한 이 운동은 쉬운 데다가 효과가 매우 좋다.

이 운동으로 복근과 함께 단련되는 근육이 앞서 등장한 골반바닥근(골반저근)이다. 골반바닥근(골반저근)은 사용하지 않으면 약해져 일상생활에서 다양한 불편을 일으킨다. 복근과 골반바닥근(골반저근)도 서로 연결되어 있으므로 동시에 사용하면 다시 활성화된다.

골반바닥근을 단련하는 운동법으로 가장 유명한 것이 '케겔운동'이다. 항문 근육은 나의 의지로 조이고 푸는 조절을 할 수 있다. 이 '조이고 푸는' 행동을 조금 더 넓은 범위에서 반복해보자. 즉, 항문과 성기 등의 일대에 의식을 집중시켜 조이고 풀기를 반복한다. 놀랍게도 이것만으로도 골반바닥근(골반저근)을 단련할 수 있다. 이제부터 소개할 '벽 발돋움 운동'은 벽에 등을 붙인 상태에서 이 '조이고 풀기'를 하는 것이다.

복근과 골반바닥근을 부활시키는 '벽 발돋움 운동'

벽 발돋움 운동(80쪽)

① 벽을 등지고 서서 엉덩이와 어깨뼈를 벽에 붙인다

벽에 엉덩이와 어깨뼈(견갑골)를 벽에 붙이고 선다. 벽에 기대는 것이 아니라 어디까지나 어깨뼈(견갑골)를 대는 것이다. 어깨를 벽에 붙이지 않도록 주의한다. 두 발은 어깨너비 정도로 벌리면 안정된다.

② 발돋움한다

①의 상태에서 상체를 쭉 펴며 까치발을 세운다. 이때 무릎 아래의 바깥쪽 단단한 근육이 사용되는 것을 의식한다. 항문은 꽉 조이고, 배가 등에 달라붙는 상태를 떠올리며 배꼽을

백년다리

몸 안쪽으로 쑥 당긴다. 근육은 수축해서 새하얗게 되고 혈액이 통하지 않는 상태다. 갈비뼈(늑골)의 간격을 벌린다고 생각하며 5초간 유지한다.

③ 발꿈치를 내리고 온몸의 힘을 푼다

온몸의 힘을 푼다. 이때 근육에 혈액이 훅 흘러들며 근육이 단련된다.

※ ②~③을 10회 반복한다. 이 10회가 1세트로, 하루에 최소 1세트 이상 실시한다.

이 운동은 제대로 하면 1세트를 실시하는 데 5분 정도 걸린다. 그게 정답이다. 대충 하면 의미가 없다. 처음에는 많이 하는 것보다 한 번을 하더라도 제대로 하는 것을 목표로 삼자.

벽을 등지고 하는 운동이라 엎어지거나 구르는 일도 거의 없다. 복근 운동이라고 하면 힘든 웨이트 트레이닝을 떠올리기 쉽지만, 이 운동은 힘든 동작 없이 안전하게 근육을 단련할 수 있다. 벽이 보일 때마다 실천하는 습관을 만들면 누구나 나이에 상관없이 복근과 골반바닥근(골반저근)을 부활시킬 수 있다.

척추뼈의 적정한 굴곡이 무병장수의 비결

'벽 발돋움 운동'은 척추관협착증도 예방·개선한다. 척추관협착증은 앞서 설명한 대로 척추가 앞뒤로 뒤틀리면서 발생한다. 척추 안에는 척주관이라는 관이 있어 뇌와 손발을 잇는 척수신경이 통과하고 있다. 척추가 틀어지면 척추뼈고리를 연결하는 황색인대가 비대해지거나 추간판이나 척추뼈가 튀어나와 척수신경의 통로가 좁아지면서 통증이 발생한다.

70세가 넘으면 많은 사람이 척추관협착증의 증상을 경험한다. 발뒤꿈치의 감각이 둔해지거나 엉덩이부터 다리에 걸쳐 통증과 저림 증상이 나타나기도 한다. 걸을 때 증상이 심해지고 쉬면 나아지는 특징이 있다. 문제는 몸을 앞으로 숙이면 증상이 줄어들기 때문에 머리가 점점 앞으로 나와 순식간에 제1장에서 말한 모든 악의 근원인 닭 자세가 습관이 되기 쉽다.

그렇지만 이 '벽 발돋움 운동'을 하면 척추뼈가 올곧게 정돈된다. 이때의 '올곧다'는 말은 곧게 뻗은 직선이 아니라, '좋은 모양을 한, 척추의 본래 상태여야 할 S자 굴곡'을 가리킨다. 충격 흡수를 위해 충분히 '휘어 있는' 이상적인 굴곡을 되찾으면 약 30개의 척추뼈는 각각 원래 있어야 할 위치로 돌아갈 수 있다.

그러나 앞서 말한 증상으로 병원을 찾으면 대체로 다음과 같은 세 가지 약을 처방받고 끝이 난다. 우선은 아프니까 '진통제', 그리고 손상된 신경의 회복을 돕는다는 명분으로 '비타민제', 혈압을 낮추고 발끝의 혈관을 넓히기 위해 '혈관확장제'를 처방받는다. 통증을 없앤다는 결과만을 추구하면 이러한 약, 즉 대중요법이 왕도가 되고 마는 것이다.

자세를 바르게 하기 위한 것이라며 '허리 보호대'를 추천할 수도 있다. 하지만 이 역시 본질적으로는 근육을 '단련하는' 것이 아니다. 몸을 보조해주는 장비의 대부분은 근육을 단련해주기는커녕 오히려 근육의 일을 '대신하는' 대중요법에 지나지 않는다.

원인을 바로잡기 위해 척추관협착증 환자에게는 'CS 운동'도 추천한다. 우리가 빠지기 쉬운 '머리가 앞으로 나온 자세'와 '닭 자세 걸음'에서 벗어나 바른 자세를 유지할 수 있도록 지원 사격을 해주는 것이 'CS 운동'이다. 상반신을 C자 형태와 S자 형태로 만드는 이 운동으로 척추뼈의 이상적인 굴곡을 되찾을 수 있다.

여기서 포인트는 '척추뼈의 이상적인 굴곡'이다. 척추뼈는 하나의 뼈로 구성되어 있지 않다. 앞서도 말했지만 약 30개의 작은 뼈가 겹겹이 쌓여 있다. 7개의 목뼈(경추), 12개의 등뼈(흉추), 5개의 허리뼈(요추), 골반에 있는 4개의 엉치뼈(천골), 그리고 꼬리뼈(미골)로 구성된 척추뼈는 옆에서 보면 완만한 S자 형태의 굴곡을 띠고 있다(45쪽 그림 참고).

어릴 적에 등을 똑바로 펴라고 잔소리를 들은 적이 있을지도 모르겠지만, 등줄기 즉, 척추뼈는 본래 곧게 펴 있지 않다. 오히려 척추뼈가 곧은 상태는 '편평등flat back'이라고 해서 좋지 않은 나열 상태다. 왜냐하면 이 커브 덕분에 우리는 서서 이족보행을 할 수 있기 때문이다. 이 오묘한 굴곡이야말로 인체의 '신비' 그 자체라 할 수 있다. 사람이 걷거나 달리거나 뛰어오를 때는 반사 작용으로 반드시 몸에 충격이 더해지는데, 이 굴곡 덕분에 충격이 고루 분산되어 몸에 대한 부담이 적어진다. 말하자면 척추뼈는 충격을 흡수해주는 스프링, 자동차로 치면 서스펜션인 셈이다. 척추뼈의 굴곡이 충격과 부하를 분산해주는 덕분에 골반이 느슨해지거나 틀어지는 것도 피할 수 있다. 척추뼈의 적정한 굴곡은 자세도 아름답게 만든다.

하지만 애석하게도 요즘에는 이 굴곡을 점점 잃어가는 사람이 드물지 않다. 닭 자세 걸음을 비롯한 나쁜 자세 탓이다. 따라서 의식적으로 척추뼈의 굴곡을 되찾으려 하는 것은 몸에 좋은 일이다. 척추뼈의 굴곡을 의식함으로써 어깨와 목의 결림과 통증은 물론, 지금까지 말한 척추관협착증뿐 아니라 추간판탈출증(일명 디스크) 등 다양한 병을 멀리할 수 있다.

S자 척추를 되찾아주는 'CS 운동'

척추관협착증은 아주 오래전부터 있던 질병으로, 동양의학에서는 증상을 완화해주는 팔미지황환八味地黃丸이라는 환약을 사용했다. 현재는 그 진화 버전인 우차신기환牛車腎氣丸이 사용되고 있는데, 풀이나 나무에서 추출한 자연의 약은 인위적으로 만든 양약보다는 부작용이 적다.

하지만 이렇게 약으로 통증을 완화하는 대증요법이 아닌, 척추관협착증의 원인을 근본적으로 치료하는 법은 없을까? 간단히 말하자면 있다. 체형을 증상이 나타나기 전으로 되돌리기만 하면 되는 것이다.

복근을 소생시켜 볼록 나온 배를 들어가게 만든다. 그리고 척추의 자연스러운 굴곡을 되찾는다. 이를 위해서는 '벽 발돋움 운동'과 'CS 운동'이 효과적이다. 앞서 설명한 '벽 발돋움 운동'이 작은 뼈의 집합체로 탄력 있는 움직임을 하는 척추뼈를 안정시키기 위한 것이라면, 지금부터 설명할 'CS 운동'은 척추뼈의 가동역可動域(운동 범위)을 되찾는 데 목적이 있다.

이 운동을 매일 실시하면 척주관의 진열 상태가 정상으로 돌아와 척수신경의 압박이 줄어들고, 전신의 균형도 돌아온다. '나빠지게 만드는 요소'와 '원래의 좋은 상태로 돌아가려는 요소'가 서로 엎치락뒤치락하다 지금의 안 좋은 상태가 되었으므로, 우리는 매일 '원래의 좋은 상태로 돌아가려는 요소'를 늘려가야 한다.

이 'CS 운동'은 물론이고, 다른 운동도 통증을 느낄 정도로 힘들게 할 필요 없다. 통증을 느낀다면 그 자세에는 무리가 따른다는 의미다. 살짝 아프지만 시원한 느낌이 들 때까지만 하면 충분하다.

'CS 운동'은 상반신을 활용해 C자, S자 자세를 각각 1회씩 취하는 게 1세트로, 하루에 여러 세트를 반복하면 된다. 이 운동의 포인트는 이 둘을 같은 수준으로 하는 것이다. 예를 들어 C자 자세가 편하다고 해서 그 자세만 해서는 안 된다는 말이다.

양극단으로 흔들리는 '진자'를 떠올려보자. 말하자면 C자 자세와 S자 자세는 각각 양극단의 자세를 취하는 것이다.

앞서 이미지로도 설명했지만, 많은 현대인은 C자 극단에 이르기 바로 직전 단계의 자세를 하고 있다. 소파에 걸터앉으면 등은 굽고 골반은 뒤로 기운다.

올바른 자세는 C와 S의 한가운데라 할 수 있다. 진자처럼 양극단의 자세를 취하면서 '중용'을 몸에 익히는 것이 이 운동의 목적이다(82쪽 참조). 그러므로 'CS 운동'은 C와 S 중에 무엇을 먼저 시작해도 상관없다. 하기 쉬운 것부터 시작해 각각 같은 횟수를 취하면 된다.

CS 운동(82쪽)

① 의자에 앉는다

맨발 상태로 등받이가 있는 의자에 앉는다. 두 발은 살짝 바깥쪽으로 벌리듯 둔다. 두 허벅지는 바닥과 평행하게, 무릎은 직각으로 구부린 상태로 앉는다. 발로 바닥을 짚으며 체중을 싣는다.

② 상반신을 C자로 만든다

골반 옆에 양손을 대고 골반을 뒤로 젖힌다. 발꿈치를 들어 골반을 더 뒤로 젖힌다. 머리를 앞으로 숙이며 등을 둥글게 만 뒤 시선은 배꼽을 향한다. 옆에서 보면 상반신이 C자 형

백년다리

태를 하고 있다. 모음근(내전근)은 이완되고 허벅지는 조금
벌어진 느낌이 든다.

③ 상반신을 S자로 만든다

골반에 양손을 대고 골반을 앞으로 기울인다. 골반을 유지하
며 두 다리 사이에 몸이 들어갈 정도로 상반신을 숙인다. 그
상태에서 머리를 들어 등을 뒤로 젖힌다. 모음근(내전근)을
사용해 허벅지를 조금 안쪽으로 붙여 골반이 들리지 않도록
고정하고 등을 S자 형태로 만든다.

연골 재생을 돕는 '다리 흔들기 운동'

지금까지 소개한 운동과 병행하면 좋은 '다리 흔들기 운동'을 소개한다. 다리를 앞뒤로 흔들기만 하면 되는 쉬운 방법으로 연골을 재생시키고 무릎 통증의 경감 및 예방으로 이끌 수 있다.

무릎 통증은 무릎의 연골이 닳아 없어져 뼈와 뼈가 부딪쳐 미세골절이 일어나기 때문에 발생한다고 누차 설명했다. 즉, 연골은 무릎의 건강에 절대적인 영향을 주기 때문에 우리는 연골이 최대한 닳지 않도록 신경 써야 한다. 따라서 연골 손상을 최소화하는 걸음걸이는 물론, 연골이 닳기 쉬운 시간대를 알아둘 필요가 있다.

하루 중 연골이 가장 건조할 때는 바로 아침에 일어났을 때다. 연골의 90%는 물로 되어 있는데 우리가 자는 동안에는 움직임이 거의 없기 때문에 이 물이 말라 있다. 즉, 아침에 일어나 몸을 일으킬 때 연골이 가장 많이 손상된다. 연골에는 혈관과 신경이 없어서 연골 자체가 손상되어도 우리는 통증을 느끼지 못한다. 그 결과, 쥐도 새도 모르는 사이 연골은 매일 아침마다 조금씩 닳아 없어지는 것이다. 아침 기상과 마찬가지로, 무언가 오래 집중하던 자세에서 갑자기 일어날 때도 건조한 상태인 연골은 닳을 수밖에 없다.

이처럼 우리가 모르는 사이에 연골을 닳게 만드는 것을 예방하면서 동시에 관절 속의 윤활액을 늘리고 연골을 재생시키는 운동이 바로 '다리 흔들기 운동'이다.

무릎 관절은 주머니 모양의 조직(관절주머니)에 싸여 그 안에서 뼈와 뼈가 결합되어 있다. 그 주머니의 안쪽에는 있는 윤활막세포가 연골의 영양이 되는 관절액(윤활액)을 분비시켜 무릎 관절 안을 촉촉하게 만든다(49쪽 그림 참고).

다리를 대롱대롱 앞뒤로 흔들면 관절주머니가 늘어났다가 줄어든다. 그러면 이로 인해 자극을 받은 윤활막세포가 미끈미끈한 관절액을 분비시킨다. 이 관절액이 무릎 관절의 윤활을 촉진하고 미세골절이 발생하지 않도록 해주는 것이다.

관절연골의 신진대사는 혈관이 아니라 윤활막세포에서 나오는 관절액을 통해 이루어진다. 연골이 닳아 줄어들었어도 약간의 유리연골이 남아 있으면 관절액은 그것을 재생시킨다. 유리연골이 완전히 없어져도 관절이 스트레스를 받지 않으면 섬유연골이 생성된다는 보고도 있다. 그러므로 이 '다리 흔들기 운동'으로 미세골절을 줄이고 통증을 경감·예방할 수 있는 것이다.

다리 흔들기 운동(84쪽)

① 의자에 앉는다

의자에 편안하게 앉는다.

② 무릎 밑을 대롱대롱 흔든다

앉은 자세로 한쪽 다리의 무릎 밑을 대롱대롱 흔든다.

※30회 흔드는 것이 1세트로, 하루 3회 1세트씩 반복한다.

참고로 관절액은 수분과 히알루론산, 콘드로이틴과 같은 성분으로 구성되어 있다. 히알루론산, 콘드로이틴 모두 한 번쯤 들어본 적 있을 것이다. 이 성분이 들어간 영양제를 섭취하고 있는 사람도 많겠지만, 말한 것처럼 관절연골에는 혈관과 신경이 없어서 영양제를 먹는다 해도 사실은 연골까지 전달되지 않는다.

코어 근육을 단련하는 '뭇갈래근 운동'

'안쪽 허벅지 걷기'로 바깥쪽으로 벌어진 무릎이 안쪽으로 돌아오기 시작하면 무릎 안쪽 관절에 대한 부하가 줄어들어 뼈와 뼈 사이에 틈이 생기기 시작한다. '다리 흔들기 운동'으로 관절액의 대사가 좋아지면 유리연골이 완전히 없어진 무릎 관절에 섬유연골이 생겨난다.

이 두 가지 요법에 곁들이면 효과 좋은 '발가락 오므리기', '벽 발돋움 운동', 'CS 운동'에 대해서는 설명을 모두 마쳤다. 이제 마지막으로 서서 걷기 위해 필수적인 코어 근육을 소생시키는 운동, 바로 '뭇갈래근 운동'을 소개하고자 한다.

뭇갈래근(다열근)은 몸 안의 중심 기둥과 같은 것으로, 서서 걷기 위해서는 이 근육이 절대적으로 중요하다. 머리가 앞으로 나오면 몸의 균형이 무너진다는 사실은 제1장에서부터 이야기했는데, 머리를 골반 바로 위로 돌려놓기 위해서는 가장 아래의 골반바닥근(골반저근), 복근과 등 근육, 그리고 코어 근육인 뭇갈래근(다열근)의 역할이 중요하다.

뭇갈래근(다열근)은 87쪽 그림처럼 척추뼈의 코어 근육으로, 작은 근육이 겹쳐 척추뼈를 지탱한다. 이것이 척추뼈의 커브를 만들고, 나아가서는 앞으로 나온 머리를 골반 위로 돌려놓는 역할을 한다. 지금 머리를 뒤로 보내고 척추뼈를 뒤로 젖힐 수 있다면 가만히 턱을 당기고 본래의 머리 위치로 돌려놓자. 그 위치에 머리를 고정한 채 걷기 위해서는 코어 근육의 힘이 필요하다.

뭇갈래근(다열근)을 소생시키는 운동은 고령자에게는 다소 어려울 수 있으니 부디 무리하지 않길 바란다. 자세를 유지한 채 버티는 시간은 처음에는 짧아도 괜찮으니 적당히 시원한 기분이 들 정도로만 하자.

뭇갈래근 운동(86쪽)

① 두 팔과 두 다리로 엎드린 자세에서 시작한다

무릎이 아프면 수건을 깐다.

② 한쪽 손과 반대쪽 다리를 바닥과 평행하게 들어 올린다

쭉 뻗은 상태에서 5초간 정지한다.

③ 반대쪽도 동일하게 실시한다

좌우 교대로 10회, 이를 하루 1세트 이상 실시한다.

넘어짐을 예방하는 '발 마사지' 습관

근육을 의식해서 사용하는 것과 아무 생각 없이 사용하는 것에는 엄청난 차이가 있다고 말했다. '의식'이라는 것은 상상 이상으로 결과와 깊은 관련이 있는 중요한 요소다.

나이를 먹으면 잘못 넘어졌다 다시는 거동할 수 없게 되는 것은 아닌지 불안이 늘 따라다닌다. 실제로 진료실을 찾아오는 환자 중에는 한번 넘어진 것을 계기로 하체에 이상 증세가 발생해 고생하는 사람도 적지 않다.

쓰러지거나 넘어지지 않기 위해서는 발을 '의식'하며 땅을 단단히 디딘다는 감각을 느끼며 걸어야 한다. 그 감각만 있어도 넘어지는 사고를 확 줄일 수 있다. 의식이 미치지 않는 데서 이상 증세가 일어나기 시작하는 법이다.

그런 의미에서 발 마사지는 발을 의식하고, 발의 감각을 되찾아 넘어짐을 예방하는 데 효과적이다. 요즘은 좀처럼 겪기 힘든 일이긴 하지만, 맨발로 걷는 것도 발의 감각을 되찾는 데 도움이 된다.

발가락은 보행 시 몸의 균형을 잡아주는 역할을 하는데, 현대인의 발가락은 양말에 싸여 좁은 신발 속에 갇혀 하루의 절반 이상을 보내고 있다. 이 또한 몸 전체의 균형을 망치는 요소 중 하나라 볼 수 있다.

걷다가 넘어지지 않으려면 발바닥과 발가락이 서로 연동해 땅을 꽉 쥐는 듯한 감각이 중요하다. 이는 앞에서 소개한 '바르게 서기'과 '안쪽 허벅지 걷기'의 기초기도 하다.

매일 나의 다리에 작은 관심을 준다고 생각하며 소소한 정성을 들이면 어떨까? 우리의 몸은 언제나 나를 위해 열심히 일하고 있다. 위로와 감사의 마음을 담아 오늘 하루도 수고했다며 발을 마사지하는 습관을 갖자.

발 마사지(88쪽)

① 발가락을 하나씩 앞뒤로 주물러주면서 푼다

엄지발가락부터 새끼발가락까지 하나씩 앞뒤로 크게 벌린다.

② 발가락 사이를 벌린다

하나씩 좌우로 넓게 벌린다고 생각하면 된다.

③ 발가락 접합부에 손가락을 끼워 넣고 발목을 천천히 돌린다

발바닥과 손바닥을 딱 끼우는 것이 포인트다.

④ 발을 수건을 짜듯이 양손으로 비튼다

발등의 '리스프랑관절'과 '쇼파르관절'을 각각 비튼다.

통증이 있을 때
운동해도 될까

통증과 이상 증세는 시간이 지나면서 그 강도가 변하는 법이다. 우리 몸에 상처가 발생하면 보통 다음의 4단계를 거쳐 낫는다. 먼저 피가 나오다 굳는 '출혈응고기', 온몸에서 대식세포 등의 세포가 모여들어 상처난 자리를 지키려고 분투하는 '염증기', 회복을 향해 혈관과 조직이 새롭게 만들어지는 '증식기', 상처 자국이 옅어지는 '재구축기'가 그 단계다.

이 중에 가장 힘든 것이 바로 염증기다. 통증을 가장 많이 느끼기 때문이다. 하지만 이는 어쩔 수 없다. 통증은 빨리 고쳐달라는 신호를, 뇌가 온몸에 보내고 있다는 증거기 때문이다. 세포들은 그 신호에 반응해 내 몸을 자연 치유로 이끈다.

따라서 이런 염증기에는 회복을 위해 서두르기보다는 휴식을 취하는 게 최고다. 염증기에 '안쪽 허벅지 걷기', '발가락 오므리기'를 할 필요는 없다.

염증기가 언제인지 모르겠다면 아프기 시작하거나 혹은 통증이 최고조에 달해 움직일 수 없는 때를 염증기라고 생각하면 된다. 그 시기는 신이 준 방학인 셈이니 운동도 쉬고 오로지 내 몸의 자연 치유력에 맡기도록 하자.

그러면 신기하게도 통증이 갑자기 줄어들거나 사라지는 시기가 찾아온다. 염증기라는 터널을 빠져나왔다는 신호다. 그때부터 조금씩 '안쪽 허벅지 걷기'와 '발가락 오므리기'를 하면 된다.

환자의 무릎 통증과 매일 마주하면서, 그리고 국내외 최첨단 무릎 치료를 공부해오면서 미래의 퇴행성 무릎 관절염의 치료법은 관절을 금속으로 된 인공관절로 치환하는 게 아니라, 자신의 줄기세포에서 연골을 재생하는 방법일 것이라고 확신한다. 그러나 현재의 재생 의료 기술로는 연골의 재생은 아직 완벽히 실현되지 않았다.

줄기세포에 의한 재생 치료가 완전히 확립될 때까지는 조금 더 시간이 필요할 것이다. 그리고 줄기세포로 연골이 재생되었다고 한들 걸음걸이가 나쁘거나 과체중과 같이 무릎에 과한 부하를 주는 원인이 바뀌지 않는다면 기껏 힘들게 재생시킨 연골도 언젠가 다시 닳아 없어지고 말 것이다.

그러므로 수술을 하든 안 하든, 재생 의료가 성공하든 안 하든, 확신과 자신감을 가지고 지금까지 소개한 보존 치료법을 여러분에게 제안한다. 이는 스스로의 힘으로 질병의 원인을 제거하는 근본적 치료법이기 때문이다.

제

03

장

100년 건강한 식사법

– 과식은 병이다: 장수 다이어트법

100년 사용하기 위한 몸의 올바른 사용법을 알았다면 다음은 '식사법'이다.
몸의 올바른 사용법과 식사법은 자동차로 치면 앞뒤 바퀴와 같다.
자신의 다리로 평생 걷기 위해서는 둘 다 중요하다.
무엇을 어떻게 먹는가에 따라 몸은 변한다.
이 장에서 말하고자 하는 내용은 몸을 가볍게 만드는 법,
즉 노년층의 체중 감량을 위한 '장수 다이어트법'이다.

시니어를 위한 장수 다이어트법

1. 일주일 중 하루를 '금식의 날'로 정하고 금식한다.
2. 음식을 입에 넣고 15초간 씹지 않는 '15초 규칙'을 지킨다.
3. 현미밥과 된장국, 채소 반찬을 곁들인 '검소한 식사'를 한다.

체중을 5kg만 감량해도
수술이 필요 없어진다

나를 찾은 초진 환자에게 설명회를 통해 보존 치료법으로 세 가지 약속 '①체중을 줄일 것 ②넙다리네갈래근(대퇴사두근)을 되살릴 것 ③허벅지 안쪽으로 걸을 것'을 전달하고 3개월 동안 매진하게 한다고 앞에서 설명했다.

이 중 체중 감량에 대해 입이 닳도록 말하는 데에는 실로 단순한 이유가 있다. 몸이 가벼우면 가벼울수록 무릎에 가해지는 부담이 줄어들어 무릎 통증의 원인인 미세골절을 줄일 수 있기 때문이다. 즉, 통증을 줄이기 위해서는 체중을 줄이면 된다. 무릎 통증에서 벗어나기 위해서 무릎의 부담을 줄이는 것은 너무나 기본적이고 당연한 일이다.

앞에서 우리가 두 다리로 걸을 때 무릎에는 체중의 다섯 배에 달하는 부하가 걸린다고 말했다. 체중이 늘어나면 무릎에 대한 부담은 급증하게 된다. 50kg인 사람이 살이 5kg 쪘을 때를 생각해보자. 250kg(50kg×5)의 부담이 무려 275kg(55kg×5)까지 늘어나게 되는 것이다.

나이를 먹으면 신진대사 능력이 떨어진다. 젊었을 때의 식생활을 그대로 유지하면 체중은 줄기는커녕 오히려 늘어난다. 5kg 정도는 우스울 정도로 순식간에 불어나는 것을 많은 사람이 경험했을 것이다.

하지만 반대로 50kg인 사람이 5kg 빠진다면 어떨까? 250kg(50kg×5)의 부담이 225kg(45kg×5)까지 줄어들게 된다. 25kg, 즉 초등학교 저학년생 어린이 한 명만큼의 체중이 무릎에게서 '면제'되는 것이다. 무릎이 정말 기뻐하지 않을까? 무릎 통증을 수술 없이 치료하기 위해서는 체중을 감량해야 한다고 재차 이야기하는 이유가 바로 이 때문이다.

무릎 통증을 없애기 위해서는 몸의 올바른 사용법을 알고 잘못된 방법을 바르게 고치며 무리하지 않는 범위에서 근육을 단련해 부활시키면 된다. 이와 동시에 체중을 감량하면 무릎의 부담이 줄어들어 무릎 통증 없이 내 다리로 평생 걸을 수 있는 몸에 한층 가까워진다.

체중을 감량하면 무릎의 부담이 줄어들 뿐 아니라, 오랫동안 앓던 허리 통증에서 해방되거나 당뇨병까지 낫는 일이 일어나기도 한다. 개인차는 있지만 원인을 바로잡는 노력은 수술 이상의 놀라운 기적을 일으키는 것이다.

실제로 우리 팀에서는 '체중 5kg 감량 대작전'으로 전체 환자 중 30%가 수술하지 않아도 되는 상태가 지속되고 있다. 2011년에 조사한 연간 데이터에 따르면 수술밖에 방법이 없어 찾아온 전체 환자의 46%가 무릎을 수술하지 않고 치료하는 우리 팀의 이러한 방법을 통해 통증이 없어지거나 경감되어 수술하지 않고 자신의 다리로 걸을 수 있게 되었다. 그 사람들을 포함한 '전체의 30%' 환자는 수술 없이 그 후 몇 년 동안 진료실에 오지 않고 있다.

일단 몸을 가볍게 하는 것이
최우선순위

체중이 가벼우면 가벼울수록 무릎에 가해지는 부담이 줄어든다. 그러므로 평생 자신의 다리로 걷고 싶다면 몸의 사용법을 올바르게 알고 쓰는 것과 동시에 체중을 줄일 필요가 있다.

중요한 점은 '어렵게 생각하지 말고 바로 시작하는 것'이다. 요즘에는 체중은 물론 체지방량과 근육량을 측정하는 기계도 많은데, 무릎 통증 경감을 위해 체중 감량에 돌입할 때는 일단 다른 수치는 무시해도 된다고 생각한다. 체중의 추이에 주목하고 몸을 가볍게 하는 데 힘쓰는 것이 최우선이다.

목표 체중은 표준체중이다. 표준체중은 신장(단위: 미터)×신장×22로 구할 수 있다. 예를 들어 키 140cm인 사람이라면 1.4

×1.4×22=약 43kg, 150cm인 사람이라면 49.5kg, 160cm인 사람이라면 약 56kg, 170cm인 사람이라면 약 63.5kg이다. 기간은 누구나 일단 '3개월'이다.

"다이어트를 3개월이나 어떻게 지속하느냐" "5kg이나 빼는 건 무리다" 하는 원망 섞인 목소리가 들려올 것만 같은데, 실제로 설명회에서 이 말을 하면 모두의 안색이 어두워지긴 한다.

간혹 처음부터 "선생님, 저는 못 하겠어요!" 하고 말하는 환자도 있다. 스스로 못 한다고 못 박는 것은 자신의 능력을 차단하는 일이기에 너무 안타깝다. 의식이야말로 몸을 움직이는 중요한 역할을 한다. 의식이 '할 수 있다' '그렇게 된다'로 향한다면 할 수 없는 일 같은 건 없다.

인간은 변화를 원하지 않는다. 새로운 내가 되는 게 두렵기 때문이다. 어제와 같은 모습에 안심하는 것이 인간이다. 그러나 나는 환자에게 이렇게 말한다.

"오늘은 환자분의 무릎을 바꾸고 싶어서 여기에 오셨지요? 그러니까 어제까지와 똑같은 행동을 하면 내일도 무릎은 아플 겁니다. 오늘을 기준으로 삶의 방식을 180도 바꿔야 합니다. 바꿔야 할 삶의 방식이란 바로 걸음걸이와 식사법입니다."

그래도 체중 감량을 못 하겠다는 사람에게는 언제나 Y씨의 예를 들어 마음의 장벽을 없애는 것부터 시작한다. 무릎 통증을 앓던 69세 여성 Y씨. 그 환자는 초진 때 참가한 설명회에서 알려준 약속을 잘 지켜 3개월 동안 무려 18kg이나 체중 감량에 성공했다.

처음 한 달 동안은 정말 힘들었다고 Y씨는 말했다. 얼굴 주름이 갑자기 늘어나 표정도 험상궂게 변했다고 했다. 그러나 3개월 차에 접어드니 피부에 팽팽함이 돌아와 주름도 없어졌고 마치 날개가 돋아난 듯 몸이 가벼워졌다고 했다.

당연하게도 Y씨의 무릎 통증은 사라졌고 수술하지 않고도 아프지 않은 자신의 다리로 일상생활을 누리게 되었다. 3개월 후 진료실을 찾아온 Y씨와 나는 손을 마주잡고 기쁨을 나누었다.

이런 '기적'을 다음에 일으킬 사람은 다른 누구도 아닌 당신이다. 그럼 Y씨가 어떻게 체중을 줄일 수 있었는지 그 방법을 알아보자.

백년다리

운동보다 효과적인
다이어트법

내가 제안하는 '장수 다이어트법'은 간단하다. 아래 두 가지만 실천하면 된다.

① '공복의 날'을 만들어 먹는 양을 줄일 것
② 완전히 소화하는 식사법으로 영양분을 충분히 섭취할 것

다이어트 하면 가장 먼저 '운동'을 떠올리는 사람도 많을 것이다. 하지만 체중은 단순히 몸속으로 들어오는 양과 몸 밖으로 나가는 양에 의해 결정된다. 나간다는 것은 운동이나 배설을 말하고, 들어온다는 것은 입을 통해 먹는 것을 말한다.

먹는 양을 줄이는 즉, '입에 넣는 것을 줄이는 방법'이 사실은 '운동하는 다이어트법'보다 효과적이고 오래 지속할 수 있다는 사실을 알고 있는가? 운동으로 소비할 수 있는 칼로리는 생각보다 적다. 예를 들어 체중 50kg인 사람이 시속 8km로 30분 동안 달려서 소비하는 에너지의 양은 불과 200kcal다. 피자에 비유하면 고작 한 조각도 되지 않는다. 200kcal를 30분이나 달려 소비하는 것보다 200kcal만큼 먹지 않는 편이 효율적이라고 할 수 있다.

사실 나를 찾아오는 환자 중에 달리기를 할 수 있는 사람은 거의 없다. 무릎이 아파 걷기도 힘든데 어떻게 달릴 수 있겠는가. 그래서 먹는 양을 줄이면서 오랫동안 지속할 수 있는 체중 감량법을 궁리하게 되었다.

지금 말하는 '장수 다이어트법'이 성공하기 전에는 실패한 방법도 있다. 내가 먼저 시도해보고 성공해야 환자들에게도 권유할 수 있을 것 같아 모두 셀프 테스트를 했다.

우선 하루에 점심 한 끼를 굶는 방법을 시도했었다. 생각보다 꽤 힘든 일이었다. 모두 즐겁게 점심을 먹으러 가고 나면 나 혼자 남아 차를 마셨다. 그래도 어떻게든 한 달을 버텼는데, 체중은 오히려 4kg이 늘었다. 한 달 동안 점심을 완벽히 걸렀는데도 감량에 실패했다. 점심을 걸렀더니 허기가 져 나도 모르게 저녁 식사의 양이 늘어난 것이 패인이었다.

다음으로 시도한 방법이 주 1회 절식이었다. 일주일은 7일. 그중 하루를 먹지 않는 날로 정했다. 그럼 무슨 요일로 정할까. 월, 화, 수는 수술이 있는 날이다. 먹지 않아서 손이 뜻대로 잘 움직이지 않거나 떨리면 위험하다고 생각했다. 목, 금은 외래가 있는 날이다. 진료실에 오는 환자들 역시 만만치 않으니 절식할 때가 아니었다. 그래서 주말로 정했는데 이것도 실패했다. 누가 감시하는 것도 아닌데 숨어서 먹고 말았다. 스스로 한심하다는 생각이 들었다.

그러다 마침내 성공에 이르렀다. 이제부터 그 성공한 방법을 소개하겠다.

음식 소화로
지친 몸에 휴식을 주자

일주일에 하루만 먹지 않는 날을 정했다. 그날을 일주일 중 가장 바쁜 날로
설정했다.

내가 가장 바쁜 날은 수술이 네다섯 건 있는 월요일이다. 월
요일은 아침 7시부터 병동 회진을 돌고 8시 50분이면 첫 번째
수술을 시작한다. 저녁까지 두 개의 수술실에서 수술을 한 뒤,
다시 회진을 돈다. 가장 바쁜 월요일로 고른 것이 성공으로 이
어졌다.

아침을 먹지 않고 병원에 가서 회진을 돌고, 그 후의 오전 수
술은 문제없이 마쳤다. 모두가 점심을 먹으러 간 사이, 다음다
음 주에 있는 수술 신청과 링거 입력, 재활 치료 지시 입력을 했

백년다리

다. 그리고 오후에는 다시 수술에 들어갔다. 수술실에는 심전도 기계가 삐삐거리는 소리가 울려 퍼진다. 그 와중에 꼬르륵 하고 내 배에서 큰 소리가 났다. 이 소리는 장의 연동운동으로 안의 가스가 이동해서 나는 것이다. 신기하게도 오후 수술은 집중력이 높아져 깔끔하게 마칠 수 있었고, 수술 시간도 평소보다 조금 짧아졌다.

이러한 경험을 통해 처음으로 알게 되었다. 배가 고프다고 그때 밥을 먹으면 그 음식을 소화, 흡수하는 데 막대한 에너지가 사용되어 머리 회전이 조금 떨어진다는 사실을 말이다. 또, 굶으면 어지러울 거라든지 손이 뜻대로 잘 움직이지 않을 것이라는 생각은 절식을 해본 적 없는 나의 망상이었음을 몸으로 이해할 수 있었다.

하루 절식한 다음 날, 대변이 나오지 않을 것이라고 생각하는가? 이와 반대로 아주 시원한 쾌변을 본다. 그래서 변비가 있는 사람에게는 더더욱 절식을 권하게 되었다. 매일 쾌변을 보는 일은 몸에게 매우 중요하다. 막힘없이 흐르는 것이 자연스러운 것이기 때문이다.

변비가 있는 사람 중에는 먹는 행위를 통해 위에서 음식을 넣어 아래로 밀어 내보내려고 하는 사람이 있다. 그러나 우리 몸은 위에서 밀어낸다고 해서 무조건 변으로 나오지 않는다. 음식을 먹으면 장 안이 가득 차게 되고, 일을 하며 에너지를 소모한다. 계속 소화하는 일로 인해 피로가 쌓여 잘 움직이지 못하게 된 장에는 변이 쌓여 변비가 된다. 그런데 절식을 하면 장이 휴식을 취한 덕분에 활기가 돌아오고 움직임이 활발해져 오래 묵은 숙변까지 내보내는 것이다.

일주일에 하루만 '먹지 않는 날'을 설정하자. 나는 그날을 공복을 즐기는 '공복의 날'이라고 부른다. 환자 중에는 견딜 수 없이 힘들어서 '타마란의 날'이라고 이름 붙인 사람도 있다. 이슬람의 절식 기간인 라마단에 빗댄 것이다('타마란たまらん'은 '못 견디겠다, 못 참겠다'라는 의미 - 옮긴이 주). 공복의 날이든 타마란의 날이든 뭐든 좋으니 한번 시도해보길 바란다. 이왕이면 가장 바쁜 날로 설정하는 것을 추천한다. 그 효과에 놀라게 될 거라 확신한다.

'공복의 날'은 일주일에 단 하루다. 이날은 고형물은 절대 먹지 않고, 물이나 차만 마시며 지낸다. 설탕이 들어가지 않은 커피나 차(무가당)는 괜찮지만, 주스나 단 음료는 안 된다. 허기가 지면 차를 마신다. 그러면 우리 몸은 쌓아둔 피하지방을 분해하고 거기에서 우리 몸에 필요한 에너지원인 포도당을 만들어내 사용한다.

'공복의 날'을 보내고 나면 음식에 대한 감사의 마음이 자연

백년다리

스럽게 생겨난다. 공복의 날 다음 날 아침은 느긋하게 꼭꼭 씹어 먹으며 식사한다. 먹는 양이 저절로 줄어들 것이다. 식사할 때의 '의식'을 이렇게 바꾸어가는 것이다.

TV를 보는 등 다른 일을 하면서 급히 먹는 식사법이 가장 나쁘다. 시간이 없다면 먹지 않는 편이 낫다. 애초에 하루에 세 끼를 반드시 챙겨 먹어야 한다는 생각이 잘못되었다. 현대 사회에서 영양 부족으로 죽음에 이르는 사람은 거의 없다. 그러나 과식으로 인해 병을 앓고 있는 사람은 셀 수 없이 많다. 식사에 대한 생각과 의식을 바꾸자. 일단 일주일에 하루씩 '공복의 날'을 체험하기만 해도 앞으로의 인생은 완전히 달라질 것이다.

공복의 날은 사실 우리 몸이 매우 고마워하는 날이기도 하다. 애당초 소화란 몸에 매우 피곤한 '일'이다. 음식을 소화시키는 일은 생각보다 몸에 많은 부담을 준다.

하루의 절식 기간 동안 소화기는 그만큼 느긋하게 쉴 수 있다. 에너지를 소화에 사용하지 않아도 되므로 몸은 다른 '일'을 할 수 있다. 병에 걸리거나 몸이 좋지 않은 사람이 절식을 경험한 후 몸이 좋아졌다고 느끼는 것은 이 때문이다. 또, 절식을 하면 세포 내에서 생명 유지에 필요한 에너지를 생성하는 '미토콘드리아'가 늘어나 몸이 회복 모드가 된다는 논문도 있다.

야생에 가까운 동물은 몸에 이상이 생기면 절식을 한다. 반려견이나 반려묘조차 자신의 몸에 이상을 느끼면 식사를 거부하기도 한다. 주인은 걱정스러운 마음에 안달 나서 어떻게든 먹이려고 하는데 꼭 그러지 않아도 된다. 먹지 않는 편이 몸의 이상 증세를 근본적으로 치료할 수 있다는 사실은 인간보다 다른 동물이 더 잘 알고 있는 것 같다.

'어쨌든 하루를 먹지 않는다'는 점에서 건강지 등에 자주 소개되는 '패스팅fasting'이나 '단식'과 유사하지만, 나의 제안은 더 간단하다. 예를 들어 흔히 말하는 다음과 같은 규칙이 없다.

'단식 후에는 △△을 회복식으로 소량씩 섭취한다.'

'단식 중에는 영양이 응축된 □□ 드링크를 ◎시간에 한 번, ◎ml 마신다.'

복잡하게 생각하지 않아도 된다. 단식원이나 세미나 등에 다닐 필요도 없다. 돈을 들일 필요 없이, 단순히 '먹지 않는 공복의 날을 만들면 된다.' 그 효과는 아직 해본 적 없는 당신이 생각하는 것보다 훨씬 크다.

50~60년 사는 동안, 단 한 번도 절식을 해본 적이 없다는 사람이 대부분이다. 인생은 귀중한 체험의 연속이다. 인생의 근사한 첫 체험을 꼭 한번 해보길 바란다.

백년다리

빨리 먹으면
반드시 살이 찌는 이유

살이 잘 빠지지 않는 사람은 대개 빨리 먹는 습관이 있거나 다른 일을 하면서 먹는 습관이 몸에 밴 경우가 많다. 식사할 때는 우리의 몸을 만들어주는 생명에 감사하고 그 마음을 되새기며 먹는 것이 중요하다.

왜 빨리 먹으면 살이 잘 빠지지 않느냐, 그 이유는 간단하다. 몸에 흡수되는 영양이 충분하지 않아 보다 많은 양을 먹게 되기 때문이다.

빨리 먹기의 가장 큰 결점은 타액(침)이 충분히 나오지 않는다는 것이다. 저작咀嚼의 목적은 음식을 잘게 부수는 것뿐 아니라 타액과 잘 섞어 위로 보내는 데 있다.

환자들에게 공복의 날 바로 다음 날이어도 기름진 음식이 아니라면 좋아하는 음식을 적정량 먹어도 된다고 말하는데, 그때도 꼭꼭 씹어서 타액을 충분히 분비시켜 먹을 필요가 있다. 이는 당연하게도 공복의 날 다음 날에만 해당하는 것은 아니다. 언제 무엇을 먹든 타액을 충분히 분비시켜 입안에서 씹은 음식과 충분히 섞은 뒤 식도를 통해 위로 보내야 한다.

타액을 충분히 내보내 먹는 식사법을 나는 '15초 규칙'이라고 부르며, 중요한 식사법 중 하나로 삼고 있다. 이는 15초 동안 음식을 혀 위에 놓고 기다렸다 씹는 방법으로, 타액이라는 소화액이 충분히 분비되도록 만든 뒤 씹은 음식을 타액과 충분히 섞어 위로 보내는 것이다.

시험 삼아 음식을 입에 넣고 15초 동안 혀 위에 올려둬보자. 5초만 지나도 타액이 쭉 고이는 것이 느껴진다. 나도 모르게 씹고 싶은 기분을 꾹 참고 남은 10초를 더 견디면 타액이 더 많이 나온다.

타액은 매우 중요한 소화액이다. 타액 분비량이 늘어나면 위는 비교적 편하게 일할 수 있게 된다. 위가 음식을 효율적으로 소화하면 영양의 소화 흡수율이 올라간다. 제대로 소화된 상태가 아니면 음식에 포함된 영양분이 장에서 흡수되지 않는다. 소화액을 제대로 내보내는 일은 영양 흡수를 위해 반드시 필요하다.

인간은 음식으로부터 영양을 제대로 공급받으면 포만감을 느끼게 되어 있다. 정크푸드를 아무리 먹어도 만족감을 얻지 못하는 까닭은 거기에 몸에 필요한 영양분이 없기 때문이다. 몸이 필요로 하는 영양분을 섭취하면 신기하게도 포만감이 든다. 그리고 포만감이 들면 이제 그만 먹어야겠다는 생각이 자연스럽게 떠오른다. 이 '15초 규칙'을 습관화하면 영양을 제대로 섭취하게 되어 비만과는 점점 멀어질 것이다.

역류성 식도염도 예방해주는 '15초 규칙'

'침을 분비시키기 위해 꼭꼭 씹어라' 하는 말을 들어본 적 있을 것이다. 물론 타액을 많이 내보내야 하는 필요성은 앞서 설명한 대로인데, '씹어라'라고 하면 대부분의 사람은 '씹는 것'에만 신경을 쓰는 것 같다. 하지만 씹어서 음식을 잘게 부수는 것보다 타액을 내보내는 것이 훨씬 중요하다. 타액이 분비되는 것을 의식하며 혀 위에 음식물을 두고 아무것도 하지 않는 순간을 만든 다음 씹기를 다시 한번 권하는 바다.

현대인의 세 명 중 한 명이 증상을 겪는다는 '역류성 식도염'이라는 병이 있다. 나이가 들면서 식도와 위를 연결하는 근육인

백년다리

'하부식도괄약근'이 약해져 위 안의 물질이 식도로 역류하면서 일어나는 질병이다. 식도로 역류한 강력한 산성의 위액이 식도의 점막에 상처를 내어 속 쓰림 등을 유발한다.

사실 이렇게 어려운 설명도 필요 없다. 역류성 식도염의 주요 원인은 한마디로 '빨리 먹기' 때문이다. 다른 일을 하면서 식사를 하거나 빨리 먹으면 타액의 분비가 충분히 이루어지지 않아 위가 이런 음식은 받아들일 수 없다며 식도로 다시 돌려보낸다. 이것이 역류성 식도염의 원인이다. 이때 위액도 함께 보내지기 때문에 타는 듯한 통증, 작열감을 느끼는 것이다.

병원에서 역류성 식도염이라고 진단받으면 PPIProton Pump Inhibitor(양성자펌프억제제)라는 약을 처방해준다. 이는 위액의 분비를 멈추는 약이다. 작열감은 말끔히 낫기는 하지만 그걸로 치료가 된 걸까?

빨리 먹기, 다른 일을 하면서 먹기(원인)로 인해 타액의 분비가 이루어지지 않아 역류성 식도염에 걸렸다(결과). 그래서 위액 분비를 멈추는 치료로 작열감이라는 증상이 사라졌다. 작열감이 사라졌으니 누군가는 이것으로 나았다고 할지도 모르겠지만, 우리 몸은 아니라고 말한다. 왜냐하면 약 때문에 위액 분비가 멈춰 음식이 제대로 소화되지 않아 몸에 영양분이 흡수되지 않기 때문이다. 이렇게 되면 우리 몸은 더 많은 양을 먹어 부족한 영양을 보충하려고 한다.

타액과 함께 위로 보내진 음식물은 안전하게 분해·소화, 흡수된다. 타액이 부족해 소화할 수 없다고 다시 돌려보내는 몸의 올바른 반응을 잘못되었다고 생각해 위액 분비를 멈추는 약을 먹는다면 몸은 점점 더 균형을 잃을 수밖에 없다.

무언가를 하면서, TV를 보면서 무심코 빨리 먹고 있지 않은가? 이는 몸에 부담을 주는 식사법이다. 빨리 먹기를 예방하는 가장 좋은 방법은 '15초 규칙'이다. 15초 동안 씹고 싶은 마음을 참고 기다리자. 혀 위에 놓인 음식 맛에 마음을 집중하자. 채소든 고기든 지금부터 우리가 먹을 음식을 생각하면 자연스럽게 '잘 먹겠습니다' 하는 말이 떠오를 것이다. 이러한 식사법이야말로 100년 무병장수하는 몸을 만드는 비결이다.

현미의 영양과 해독작용

여기까지 '절식의 효과'와 '15초 규칙'으로 '어떻게' 먹어야 빨리 먹기를 멈추고 몸에 좋은 식사를 할 수 있는지 설명했다.

그럼 '무엇을' 먹는 게 좋을까? 기본은 밥(특히 현미)과 된장국에 그 지역에서 나는 채소와 등 푸른 생선 등을 곁들인 '집밥'이다. 가공식품은 물론, 고기와 백설탕도 되도록 피하는 편이 좋다. 이렇게 소박한 식사가 주를 이뤘던 1980년대에는 건강한 노인이 많았던 걸 기억해보자. 특별한 요리가 아니라 예로부터 전해오는 '검소한 식사'가 이상적이다. 김치나 된장 등의 발효식품도 의식적으로 챙겨 먹도록 하자. 이는 인간과 함께 사는 장내 세균을 건강하게 유지하는 비결이다.

그중에서도 특히 권하고 싶은 식재료는 현미다. 현미밥에 국 한 가지와 채소 반찬 한 가지, 즉 된장국과 푸른 잎채소로 만든 무침 하나만 있으면 충분하다.

현미에는 거의 완벽에 가깝다고 하는 영양가는 물론, 뛰어난 해독력이 있다. 현미에 포함된 '피트산'은 우리가 무심결에 섭취하는 식품첨가물과 농약, 공해오염물질 등의 독성 물질과 화학적으로 결합해 체외로 배출하는 작용을 한다. 즉, 현미 섭취로 체내에 쌓인 유해 물질을 배출하는 디톡스 효과를 기대할 수 있다.

물론, 이토록 훌륭한 현미도 잔류 농약에는 주의해야 한다. 현미는 쌀을 거의 정미하지 않은 상태기 때문에 바깥 부분의 배아와 쌀겨 층도 통째로 체내로 들어온다. 그 부분은 영양가가 높은 반면, 잔류 농약 등이 쌓이기 쉬운 곳이기도 하다. 그러므로 현미를 고를 때는 무농약 제품이나 화학 비료를 사용하지 않은 것이 좋다. 모처럼 해독력이 높은 현미를 먹는데 현미 자체에 잔류 농약이 있다면 플러스마이너스 제로가 되고 만다.

현미는 밥 짓는 법도 중요하다. 현미에는 '발아독'이라고 불리는 '아브시스산'이 포함되어 있는데, 이는 발아하기 알맞은 환경이 아닐 때 발아를 억제하는 역할을 한다. 현미를 취사 전 최소 6시간 이상 물에 불리면 '발아 모드'로 전환되어 이러한 산

백년다리

이 무해화된다. 발아 모드가 된 현미는 감칠맛과 영양가가 올라갈 뿐 아니라 식감이 부드러워 먹기 편하다. 현미를 불린 물에는 아까의 산이 녹아 있으니 불렸던 물은 버리고 한 번 더 씻어서 밥을 짓는다. 이런 식으로 집에서 현미를 발아시켜 먹으면 좋지만, 그게 귀찮다면 시중에 유통 중인 발아현미를 사 먹으면 된다.

간혹 소화기 계통이 약해 현미를 잘 소화시키지 못하는 사람들이 있는데, 이런 경우라면 정미를 조금 더한 오분도 이상의 현미에 다른 잡곡을 섞어서 먹는 걸 추천한다.

몸에 좋은 채소는
따로 있다

주식으로 현미가 좋다는 사실을 알았으니 이제 반찬 차례다. 100세 시대를 건강하게 살기 위한 식사법에서 중요한 또 한 가지는 '피로하지 않은 재료'를 고르는 것이다. 어떤 채소가 좋은지 어렵게 생각할 필요 없다. 제철 채소를 되도록 가까운 지역에서 구입하면 된다.

'△△을 먹는다면 ◎◎ 지역에서 난 게 좋다'고 해서 일부러 먼 지역에서 나는 채소를 주문하고 있지는 않은가? 특수 채소를 제외하고는 특정 지역에서만 나는 채소는 많지 않다. ◎◎ 지역에서 생산한 채소가 영양이 유독 풍부할 리가 없고, 그러한 정보를 들었다고 해도 곧이곧대로 받아들일 필요도 없다.

채소란 기본적으로 신선도가 생명이다. 극단적으로 말하면 '집에서 직접 키운 채소를 먹기 직전에 수확'해서 먹는 것이 가장 좋다. 영양가가 가장 높은 상태에서 먹을 수 있는 최고의 방법이다. 하지만 이는 누구나 실현하기 어렵다. 나도 집에서 채소 키우기에 도전했다가 신경을 많이 쓰지 못해 지금은 잠시 멈춘 상태다.

대신 선택한 차선책이 '되도록 가까운 곳에서 난 채소 구입하기'다. 고급 마트든 동네 구멍가게든 상관없이 살고 있는 곳에서 되도록 가까운 산지에서 수확한 채소를 구매하려고 한다. 물론 근처에 농가나 농산물 직매장이 있으면 그곳에서 직접 사는 것이 최고다. '지역 생산, 지역 소비'가 가장 좋다.

가까운 곳에서 수확한 채소가 좋은 이유는 일단 차에 싣고 운반된 거리가 짧기 때문이다. 사람도 장시간 이동 수단을 타면 피곤해지는데, 이는 채소도 마찬가지다. 장시간의 이동을 거친 채소는 피곤해져 있다. 우리의 몸에 들어와 에너지를 내고 몸을 만드는 데 사용될 예정이므로 조금이라도 덜 지친 채소가 좋은 게 당연하다. 사람은 휴식을 취하면 회복되지만 채소는 그렇지 않다.

또, 신선하고 생생한 채소일수록 영양가가 더 높을 거라는 편견으로 인해 멀리까지 옮겨지는 동안 시들지 않도록 생기 있고 예쁘게 보이게끔 화학적 손질이 된 경우도 많기 때문이다.

가까운 데서 살 수 있는 채소의 경우, 이동 거리가 거의 없다는 점에서 사람의 손이 최소한으로 개입되었을 가능성이 높다. 생산자도 좋아서 농약 등을 사용하진 않을 것이다. 그러한 분별 있는 생산자와 이어지기를 바라며 최대한 가까운 곳에서 수확한 비농약 채소를 구하자. 그리고 나에게 에너지를 주어서, 생명을 주어서 고맙다는 마음으로 감사히 먹는 식사법을 지키면 좋겠다.

당신이 과식하는 이유

지금까지 무릎 통증을 없애기 위한 근본적 치료법 중 하나로 체중 감량을 제안하며, 체중 감량을 위해서 '먹지 않는 공복의 날을 만들 것', '15초 규칙으로 빨리 먹는 습관을 예방할 것', '현미를 중심으로 한 검소한 식사'를 하자고 이야기했다.

한 가지 궁금증이 생기지 않는가? 애초에 우리는 왜 과식하게 되는 걸까. 왜 덜 먹는 것(적정량)이 좋다고 알면서도 더 먹고 마는 걸까. 식사 시간도 아닌데 왜 입이 심심해지는 걸까. 그럴 때마다 먹지 않는 것이 좋다는 걸 알면서도 기어이 먹고야 만다. 우리가 과식하고 마는 그 '원인'을 생각해본 적이 있는가?

이 책에서 내가 가장 전하고 싶은 말은 당장의 아픔을 해소하는 데 집중하기보다 질병의 원인을 바라보는 '원인 사고原因思考'를 통해 질병과 몸의 이상 증상을 근본 치료하자는 것이다. 통증이라는 결과를 유발한 원인은 무엇인가? 그렇다면 '과식'이라는 결과를 가져온 원인은 무엇인가? 이에 대해 함께 생각해 보자.

과식의 가장 큰 원인은 스트레스다. 조금 구체적으로 말하면 그 사람의 마음에 '충족되지 않은 결핍감'이 있다는 것을 의미한다. '일(혹은 가사나 육아 등)로 피곤해서', '인간관계에 고민이 있어서', '미래에 대한 불안이 있어서', '인정받지 못하는 것 같아서', '외로워서', '만족하지 못해서'…….

사람은 스트레스를 받거나 불쾌한 상황에 놓였을 때, 우리 몸과 뇌 안에서는 스트레스 반응을 일으키는 코르티솔이라는 호르몬이 분비된다. 또, 대뇌변연계에서 도파민이 나와 섭식중추를 직접 자극하고, 렙틴이라는 식욕을 억제하는 호르몬 분비가 중지된다.

한편으로, 뇌는 이 스트레스 상황에서 벗어나기 위해 기분 좋은 일을 통해 그 균형을 찾으려고 한다. 즉 '기분 좋은 일'로 '불쾌한 기분'을 없애려는 것이다.

기분 좋은 일은 사람에 따라 다르다. 취미나 스포츠에 몰두하는 것이 기분 좋다는 사람이 있는 반면, TV나 스마트폰으로 예능 방송을 보는 것이 기분 좋다는 사람도 있다. 하지만, 가장 손쉽고 확실하게 기분이 좋아지는 법은 유감스럽게도 바로 '먹는 것'이다. 그래서 많은 사람들이 '충족되지 않는 결핍감'을 채우기 위해 과식을 하게 된다.

참 얄궂은 일이지만, 취미가 없어도, 가슴 뛰는 설레는 일이 없어도, 행복을 바라는 상대가 곁에 없어도, 한가할 때도, 반대로 너무 바쁠 때도, 편의점에 가서 돈을 내기만 하면 우리는 먹을 것을 손에 바로 넣을 수 있다.

음식, 특히 단 음식은 먹으면 뇌에 바로 전달되어 쾌감중핵(보수계)이 자극을 받아 '엔도르핀'이 분비된다. 이 엔도르핀은 마음을 안정시키고 느긋하게 만들어주는 역할을 하므로, 단 음식을 먹으면 행복해진다는 말은 의학적으로 봐도 분명한 사실이라고 할 수 있다.

다만, 단 음식을 먹고 마음이 안정되는 것은 일시적인 효과에 지나지 않는다. 단 음식으로 순간적으로 마음을 채울 수는 있지만, 진정한 원인인 '불안'이나 '걱정'을 해소한다는 근본적인 해결에는 전혀 이를 수 없다.

내가 강조하고 싶은 것이 딱 이 부분이다. '정말로 해결해야 할, 해결하고 싶은 문제를 눈앞에 두고 음식으로 마음을 충족하려 한들 아무

소용없다'는 것이다.

물론 식사는 인생의 즐거움 중 하나로, 풍부하게 맛을 느끼는 행위다. 허물없는 친구들과 모여 떠들썩하게 먹고 마시는 일은 큰 기쁨의 시간이며, 가족과 식탁에 둘러앉아 식사하는 것도 더할 나위 없이 귀중한 시간이다. 하지만 여기에는 먹고 싶다는 식욕 이상으로, 상대와 깊은 소통을 하고 싶다는 마음이 담겨 있다. 스트레스로 인해 무작위하게 먹는 것과는 차원이 다른 이야기다.

그러니 다음과 같은 식사법에는 부디 주의를 기울였으면 좋겠다.

'남편과 사이좋게 지내고 싶은데 싸우기만 한다. 화난 마음을 달래기 위해 단 음식을 사다가 TV를 보면서 계속 먹는다.'

이러한 식사가 과연 풍요로운 식사라고 할 수 있을까.

먹으면 확실히 엔도르핀은 분비된다. 하지만 우리는 식사라는 찰나의 쾌락으로 자신의 마음을 달래기 위해 태어난 것이 아니다. 누구나 꿈과 목표, 하고 싶은 일이 있다. 이러한 것들을 달성하기 위해 조금이라도 앞으로 나아가고 자신을 성장시키는 것이 '삶'이다. 그리고 이를 위해서 '오래 살기'를 바라는 것이다.

애초에 먹는 행위에는 비만을 비롯한 다양한 질병에 걸릴 위험성이 필연적으로 따라붙는다. 굶주림으로 사망할 위험이 있었던 옛날에 비하면 현대는 완전 정반대다. 과식은 비만을 비롯해 생활습관에서 오는 2형 당뇨병, 하지정맥류, 고지혈증, 혈전증, 뇌경색, 심근경색 등 다양한 생활습관병을 초래한다.

안타깝게도 과식은 한두 사람이 겪는 문제가 아니다. 현대인이라면 대부분 과식하고 있다. 내심, 먹지 않으면 영양이 부족할 거라고 착각하고 있지는 않은가? 하지만 이도 오해에 불과하다.

우리에게 정말 부족한 것은 '주변에서 받는 사랑'과 '만족감', '자신감', '지금 여기에 있다는 데 대한 감사의 마음'일지도 모른다. 이런 것들이 충분하다면 마음 또한 충족되어 우리가 과식할 일은 사라질 것이다. 감사하면서 먹는 습관을 들이면 마음은 더 충족되고, 장수 스위치에도 자연스럽게 불이 켜질 것이다.

04

100년 건강한 사고방식

- '원인 사고'로 몸을 바라보자

걸음걸이 개선 등의 운동을 통해 다리의 문제를 없애고, 100년 장수하는 몸을 만드는 것.

체중을 적정하게 줄이고 식사에 대한 의식을 바꾸는 것.

지금까지 진료실에서 환자에게 전해온

곧장 실천할 수 있고 효과적인 건강의 비결을 소개했다.

마지막 장에서는 의사로서 '사고방식'에 대해 조금 더 이야기하고자 한다.

이는 눈앞의 결과가 아닌, 원인에 몰두해야 하는 중요성에 관한 이야기다.

무릎 통증은 의학적으로 '몸의 여러 곳에서 일어나는 노화의 집대성'이라고 볼 수 있을지도 모른다. 연골이 닳아 줄어든 것도, 지금까지의 잘못된 걸음걸이로 인해 통증이 생긴 것도, 그리고 대사가 느려져 체중이 불어난 탓에 그 부담이 고스란히 무릎에 전가되기 쉬워진 것도, 어떤 의미로 노화 현상이라고 할 수 있다. 그러나 여기서 '노화가 싫다고만 생각하는 사람'과 '무릎에 감사할 줄 아는 사람'의 앞으로의 인생은 전혀 달라질 것이다.

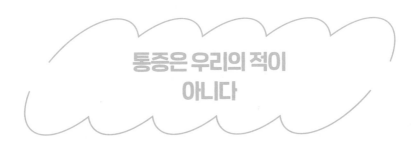

통증은 우리의 적이
아니다

많은 사람이 무릎 통증, 허리 통증, 어깨 통증 등 실로 다양한 부위의 통증을 호소한다. 그런데 애초에 통증이란 대체 무엇을 말하는 걸까?

통증이나 질병은 우리 몸이 나에게 전하고 싶은 말이 있어서 일어나는 현상이다. 우연히 일어나는 통증은 없다. 나를 처음 찾은 환자에게 이런 말도 한다. "통증은 중요한 역할을 한다"고.

통증은 적이 아니다. 오히려 아군이고, 동료다. 다소 도발적인 표현이라 전혀 공감하지 못할 수 있다. 지금 극심한 통증을 겪고 있는 사람에게 통증이 우리의 친구라는 말은 아마 쉽게 받아들이기 힘들 것이다.

하지만 통증은 상대적이다. 살짝 까지거나 긁혔을 때도 좋아하는 사람이 안아주고 위로해주면 통증은 한순간에 잊힌다. 이는 뇌에서 분비되는 '옥시토신'이라는 물질, '행복 호르몬'이라는 별명을 가진 이 호르몬의 힘이 통증보다 더 크다는 것을 의미한다.

마음이라는 '의식'과 몸이라는 '물질'은 아주 밀접한 관계를 맺고 있다. 이 구조를 이해하고 제대로 이용할 수 있으면 통증을 겪는 시간을 단축하거나 빨리 극복할 수 있다. 그러나 현대 의학에서는 통증을 나쁜 것으로 규정해 바로 약으로 멈추려고 한다. 이것이 악순환으로 가는 입구인데도 말이다.

나는 의사가 되기 전에 약학부에서 4년 동안 약의 제조법(제약학), 작용법(약리학), 자연의 약(한방)을 공부했다. 이를 기반으로 최신 의료를 바라보면 약으로 증상(원인이 일으킨 결과)을 멈추는 데만 몰두하고 있단 생각을 지울 수 없다.

의사가 처방해준 진통제, 강압제 등에 바로 의존하기보다는 통증을 통해 원인을 찾고 이를 개선하면 좋겠다. 원인을 발본색원하지 않으면 질병은 재발하고 만다. 통증은 빨리 없애야 할 대상이 아니다. 통증은 질병의 원인을 일러주고, 이를 근본적으로 치료할 수 있도록 도와주는 존재다.

백년다리

올바른 진통제 사용법

통증은 몸의 일부분이 무너지기 시작했을 때 그것을 자가 보수하기 위해 생겨난다. 몸이 무너지는 건 과로나 사고 혹은 마음의 스트레스가 원인일 수 있다. 그때, 원래의 건강한 상태로 돌아가기 위해서 몸은 우선 평소에 하던 활동을 멈추라고 말한다. 이것이 통증이라는 '신호'다.

우리 몸의 조직이 손상을 입으면 먼저 그 부위의 혈관이 확장되면서 염증 세포가 나온다. 마치 사고 현장에 구급대가 달려오는 모습을 떠올리면 된다. 많은 물질이 혈관에서 흘러 나와 부어오른다. 대식세포와 호중구 세포가 염증을 일으킨 물질을 내보내고, 이 물질이 신경을 자극해 통증 신호를 발생시킨다.

통증 신호가 척수신경 뒤뿌리(후근)로 들어가 중계되어 뇌까지 전달되면 비로소 우리는 '아픔'을 느낀다. 슬로비디오로 보면 통증 신호가 생겨나고 뇌에 전달될 때까지 불과 1초도 채 걸리지 않는다. 실로 매우 빠른 속도로 전달되는 것이다.

염증이란 이른바 화재 복구 현장이다. 모여든 세포는 망가진 조직을 접착제로 붙이려고 한다. 그 최초의 응급처치가 바로 섬유화다. 복구하는 동안, 움직이지 말라는 의미로 통증이 생기는 것이다. 즉, 통증이 생겼다는 것은 복구 시스템이 작용 중이라는 의미로, 이때 가만히 쉬면 빨리 나을 수 있다.

이 사실을 다른 동물들은 모두 알고 있는데, 오직 인간만이 진통제로 그 과정 전체를 멈추고 만다. 이는 원래대로 복구하려는 몸의 활동에 역행하는 행위다. 물론 진통제도 가끔 사용하는 것은 나쁘지 않다. 하지만 오늘은 아플 듯하니 미리 먹는다든지, 통증이 줄었는데도 아침·점심 저녁 내내 복용하는 사용법은 위험하다. 불안을 핑계로 진통제를 남용하는 것은 올바른 사용법이 아니다.

진통제의 역사는 아주 오래되었다. 옛날에는 버드나무의 잎을 달여 마셨다고 한다. 이것에는 소염, 진통 완화 효과가 있어 통증을 부드럽게 줄여주고 부작용이 적었다. 1826년, 이 버드나무 추출 성분 중 아세틸살리실산, 일명 '아스피린'이라는 물질이

백년다리

통증에 효과가 있다는 것이 발견되었고, 이를 석유로 합성하는 데 성공했다. 유효 성분을 약으로 만든 것이다. 달이는 번거로움은 사라졌고 저렴한 가격으로 약을 대량생산할 수 있게 되었지만, 위를 망치는 부작용이 시작되었다. 자연의 탕약에는 부작용을 억제하는 여분의 성분이 포함되어 있었는데, 그중 염증 제거에 유효한 성분만 추출해 만들면서 그 효과가 뚜렷해진 대신, 부작용 역시 강해진 것이다.

많은 약이 이와 마찬가지로 자연계의 약에서 시작되어 유효 성분을 화학적으로 합성하면서 탄생되었다.

진통제에는 고마운 부분도 있지만, 본래 통증이란 '구급대가 보수를 시작했다는 염증의 최초 신호'다. 자연 치유를 촉진하기 위해 '잠깐 휴식하라'는 신호를 보내는 중요한 역할을 맡고 있는 것이다. 어떤 염증이든 자신의 몸을 살피며 조금 쉬면 낫는다. 다만, 경쟁 사회에 사는 현대인은 쉬면 안 된다고 생각하거나 쉴 수 없는 환경에 있기 때문에 자연적 치유가 어려울 뿐이다.

인공투석환자가 늘고 있는 의외의 이유

무릎 통증은 무릎 안이 망가져서 보수해야 하니까 그동안 움직이지 말고 기다리라는 몸의 신호다. 관절연골이 조금씩 닳기 시작했어도 제2장에서 소개한 운동으로 원래대로 돌릴 수 있다. 연골도 전부 없어진 게 아닌 이상, '다리 흔들기 운동'으로 재생할 수 있다. 그런데 통증을 약으로 없애버리면 우선 최초의 복구 기점인 염증이 억제된다. 전부 멈추는 것은 아니지만, 복원 속도가 더뎌진다.

중요한 점은 무릎의 조직이 망가지는 양과 복원되는 양의 균형이다. 무릎 염증의 정도는 체중의 부하가 무릎에 얼마나 더해지는지, 머리의 위치나 무릎의 사용법, 걸음걸이가 얼마나 나

뻔지, 무릎을 지지하는 주변의 근육이 얼마나 부족한지 등이 원인으로 작용해 결정된다. 복원 수준은 무릎에 체중을 얼마나 덜 싣고 걷는지, 관절 윤활막에서 연골의 영양액이 얼마나 나오는지 등으로 결정된다.

말하자면 진통제는 무릎의 건강을 복원해주지 못하는 대증요법이다. 그러나 회사로 출근을 하거나 밭에 나가거나 학교에 가거나 마음을 지킨다는 점에서는 필요하다. 그러므로 내 몸 안에서 일어나는 일을 이해하고, 의사에게 모든 걸 맡기기보다 스스로 회복 균형을 찾아가는 것이 매우 중요하다. 그러니 무릎이 아프다고 해서 매일 진통제를 먹기보다는 그날의 일정에 따라 최소한으로 먹자. 앞에서 말해온 보존 치료법들을 실천하는 동안, 통증은 줄어들 테니 약도 조금씩 줄이도록 하자.

그렇다면 왜 진통제 사용을 줄여야 할까? 가장 큰 이유는 진통제의 부작용에 있다. 진통제는 혈관을 좁게 만들어 신장으로 흘러가는 혈액을 줄이기 때문이다.

신장의 혈류가 줄어들면 혈액 안의 노폐물과 염분을 여과하는 사구체의 수가 점점 줄어들어 신장 기능이 나빠진다. 애석하게도 한번 나빠진 신장을 치료할 수 있는 약은 아직 없다. 신장의 줄기세포를 건강하게 만드는 보조제는 있어도, 신장 자체를 부활시키는 약은 없는 것이다.

신장이 계속 나빠지면 최후에는 이식이나 인공 투석을 하는 수밖에 없다. 특히 소화진통제의 경우, 습관성 장기 투여가 많아 매년 투석환자가 늘어나는 데 일조하고 있다. 일단 투석을 시작하면 혈액을 깨끗하게 만들기 위해 평생 병원에 다녀야 한다. 의료비만 연간 400만 원. 다행인지 불행인지 모르겠지만 보험제도가 잘 구비되어 있어서 국가가 대부분의 비용을 부담한다고 해도, 일주일에 3일 하루에 다섯 시간씩 침대에 누워 투석을 해야 하는 생활이 시작되는 것이다.

앞서 말했지만, 통증의 목적은 복원을 위해 몸을 '쉬게 하는' 것이다. 진통제를 먹고 밭에 가거나 중노동을 하는 것은 무릎 파괴를 더욱 부추길 뿐이다. 통증을 통해 몸이 전하는 메시지를 들어야 한다. 통증뿐 아니다. 발열이나 기침 등의 증상을 약으로 억누르려고 하는 치료법도 모두 대증요법이다. '현대 의료의 대부분은 대증요법의 사고방식으로 이루어져 있다'고 해도 과언이 아니다. 약이 필요할 때도 있지만, 지나친 사용으로 균형이 깨지면 문제가 된다는 게 내 지론이다.

감기약,
꼭 먹어야 할까

최근에는 날이 추워지기 시작하면 일찌감치 감기약을 먹는 사람이 많은 듯하다. 보통 병원에서 처방받거나 약국에서 사는데, 감기약도 진통제와 마찬가지로 쉽게 손에 넣을 수 있는 대표적인 대중요법이다. 왜 증상만을 멈추는 대중요법이 장기적으로 보았을 때 좋지 않은지, 감기라는 쉬운 예를 들어 알아보자.

예로부터 '감기는 스트레스와 함께 만병의 근원'이라고 했다. 이는 매우 중요한 충언이다. 감기의 원인은 무엇일까. 날이 추워서? 피곤해서? 둘 다 아니다. 모두 아는 바와 같이 감기의 원인은 '바이러스'다. 날이 추우면 공기 중의 수증기가 적어져 건조해지기 때문에 바이러스가 공기 중에 떠돌아다니기 쉬워진다. 이 바이러스를 코로 들이마심으로써 감기에 걸린다.

코 점막에 바이러스가 붙으면 몸은 줄줄 흐르는 희묽은 콧물을 통해 바이러스를 밖으로 배출한다. 이때 코를 많이 풀어 바이러스를 밖으로 내보내는 것이 좋다. 바이러스가 강하면 폐까지 침투한다. 그렇게 되면 몸은 이번에는 폐에서 점액을 내보내 바이러스를 쫓아내려고 한다. 이것이 기침이다.

그래도 바이러스가 이기면 그다음은 어떻게 될까? 이번에는 몸의 면역 기능이 발동해 항체와 백혈구가 바이러스와 맞서 싸운다. 감기에 걸린 지 3일 정도 될 무렵이다. 그즈음의 바이러스는 몸 안에서 혈액이 적은 곳으로 도망친다. 바로 온몸에 있는 200개의 관절과 신경이다. 무릎 관절을 포함해 몸의 뼈와 뼈를 잇는 관절에는 혈관과 신경이 없다고 앞서 설명했다. 영악한 바이러스는 그곳으로 도망치는 것이다. 감기에 걸린 지 3일째 정도 되면 몸이 나른하고 관절 마디마디가 아픈 것은 이런 이유에서다.

이렇게 혈액이 적은 곳으로 바이러스가 도망치면 몸은 어떻게 바이러스를 배출할까? 그 답은 '열'이다. 바이러스를 배출하기 위해 몸은 열을 낸다. 코로나바이러스나 아데노바이러스의 경우 38도 정도, 인플루엔자바이러스일 때는 40도 정도까지 열을 낸다. 체온이 올라가면 몸 전체의 뼈의 온도가 2도에서 4도 정도 높아진다. 뼈 안의 골수의 온도가 올라가면 골수세포가 증식해 대식세

백년다리

포와 호중구가 늘어나 바이러스를 해치운다. 이쯤 되면 줄줄 흐르는 희묽은 형태의 콧물은 끈적끈적한 노란색 콧물로 바뀌고, 패배한 바이러스는 땀과 소변으로 배출된다.

그러면 감기약을 먹으면 어떻게 될까? 증상이 일어나지 않으므로 몸은 편하다. 콧물은 줄어 멈춘다. 기침도 멈춘다. 열은 내려간다. 골수세포는 생각보다 늘지 않는다. 그럼 바이러스는? 그렇다, 약으로 증상만을 완화시킨 대가로 원인인 바이러스는 여전히 활발한 상태 그대로다.

바이러스는 현명하다. 자신이 살아남기 위해서 세상의 상식을 여러 번 뒤집으며 의학을 바꾸어왔다는 생각이 들 정도다. 바이러스의 정체를 아는가? 바이러스는 단백질의 핵과 그 안에 들어 있는 DNA(또는 RNA)만으로 이루어져 있다. 즉, '세포'가 없다. 뇌도 없고 위나 장도 갖고 있지 않다. 그러므로 아무것도 생각하지 않고 먹지도 않는다.

'뇌도 없고 세포도 없다? 그럼 대체 어떻게 활동하는 거지?' 하고 의문이 들 텐데, 대답은 간단하다. 세포가 없으므로 바이러스는 사람 등 다른 생물에 기생해 활동한다. 그래서 몸에 한번 들어오면 쫓아내기 어려운 것이다. 대상포진과 같이 한번 걸리면 몸의 신경절에 줄곧 숨어 있는 바이러스도 있다. 체력이 떨어졌을 때 기세를 몰아 증상이 나타나는 것은 그러한 이유다.

어떤 바이러스든, 처음 몸의 점막으로 들어가면 세포에 딱 들러붙는다. 바이러스의 핵과 사람의 세포막이 융합하면 바이러스는 자신의 유전자를 사람의 세포 안에 입력시킨다. 우리의 세포는 성격이 매우 좋아, 유전정보를 읽어내 단백질로 변환시키는 장소인 리보솜에 바이러스의 유전자를 가지고 가서 그 유전정보(설계도)대로 만들어준다. 바이러스가 100개 정도 만들어지면 건강했던 세포는 죽고 바이러스 세포가 탄생한다.

지구상에는 감기에 걸린 후에 나타난다는 난치병이 많다. 길랭바레증후군Guillain-Barré Syndrome, 스티븐스존슨증후군Stevens-Johnson Syndrome, 비커스태프뇌간뇌염Bickerstaff Brainstem Encephalitis 등 원인 불명인 병이다. 류마티스 관절염과 건선 등, 자신의 몸을 지키는 면역이 이상 반응을 나타내 생기는 교원병collagen disease도 그중 하나가 아닌가 추측하고 있다.

우리 병원에도 류마티스 관절염 환자가 많이 찾아오는데, 문진을 통해 증상이 나타나기 전에 열이 나고 감기를 오래 앓았던 적이 많다는 사실을 알았다. 앞으로 증거를 확고히 마련해갈 필요가 있지만, 이러한 난치병, 원인 불명의 병은 바이러스가 원인이 아닌가 추론하고 있다. 바이러스는 자신의 유전자를 숙주의 세포에 건네 스스로를 만들어내는데, 그때 숙주의 유전정보를 바꿔버리는 정보를 넣은 것이 아닐까 한다. 이야기가 다소 어려웠겠지만, 요지는 '감기는 만병의 근원'이라는 옛 격언은 진리라는 것이다.

식구 중에 누구라도 감기에 걸리면 우리 할머니는 항상 이렇게 말했다.

"찬물이 아니라 따뜻한 물을 자주 마셔야 해. 그리고 생강이나 무를 갈아 꿀과 함께 따뜻한 물에 타서 마셔라. 몸을 따뜻하게 하고 목에 수건을 두르고 양말까지 신고 자면 된다. 자면서 땀을 흠뻑 흘리면 샤워하고 새 잠옷으로 갈아입어라. 이것을 두세 번 반복하고 아침에 일어나면 감기는 말끔히 나아 있을 거야."

의학적으로 봐도 이 방법은 최고다. 우선 몸을 따뜻하게 한다. 수분을 섭취한다. 위와 장을 쉬게 한다. 그리고 땀과 소변으로 바이러스를 몸 밖으로 배출한다.

원인(바이러스)을 고치지 않고 결과(콧물, 기침, 발열)를 억제하기만 하는 대증요법은 아무 소용이 없다는 사실을 이제는 정말 알았을 거라 믿는다. 스스로의 힘으로 바이러스를 물리치는 것이 감기의 근본적 치료법이다. 이를 잊지 않길 바란다.

당뇨병 치료제의 함정

당뇨병에 대해서도 살펴보자. 대한당뇨병학회가 2012년을 시작으로 매 1~2년 간격으로 발표하고 있는 〈당뇨병 팩트 시트 2022〉에 따르면 2020년 기준, 한국의 당뇨병 인구는 570만 명, 당뇨 위험 판정을 받은 당뇨병전단계 인구는 약 1500만 명에 달한다. 즉, '당뇨병'으로 진단받아 혈당치를 내리는 약을 이미 먹고 있거나 '당뇨병전단계'로 진단받아 어떻게 해야 할지 고민하는 사람이 많다는 소리다. 어쩌면 '당뇨병에 걸려도 약만 계속 먹으면 되지 않나?' 하고 안일하게 생각하는 사람도 있을지도 모른다. 내가 가장 걱정하는 것은 이 부분이다.

먼저 당뇨병의 원인을 살펴보자. 우선 3%는 유전자 문제다.

이는 1형 당뇨병이라고 해서 인슐린을 만드는 유전자가 없거나 인슐린이 나와도 몸이 반응하지 않기 때문에 인슐린을 주사하는 것밖에 치료법이 없는 당뇨병이다. 이 치료는 원인요법이기 때문에 아무 문제없다. 문제는 나머지 97%의 2형 당뇨병으로, 그 원인은 바로 과식이다. 과식의 결과, 인슐린이 부족해지거나 열심히 내보내도 몸이 받아들이지 못하게 된 것이다.

당뇨병은 당화혈색소검사로 헤모글로빈A1c HbA1c라는 수치가 6.5% 이상인 경우 진단받는다. 그 외에도 검사 수치가 여러 가지 있긴 하지만, 증상의 추이를 보기 위해서도 이 수치가 가장 중요하다. 혈당치 자체는 식사를 한 시간과 채혈을 한 시간에 따라 변하는데 헤모글로빈A1c는 최근 3개월 정도의 혈당치를 대표하므로 신뢰성이 높기 때문이다.

당뇨병에 걸리면 신경과 혈관이 영향을 받는다. 혈액 안의 많은 포도당으로 인해 혈액의 침투압이 변하고 활성산소가 발생하기 때문이다. 목이 자주 마르고 손발이 저리기도 한다. 소변보는 횟수도 늘어나고 땀도 많이 흘린다. 피부에 필요한 영양과 산소가 운반되지 않으므로 피부가 건조해져 가려움증이 나타난다. 또 남성은 음경에 퍼져 있는 신경에 장애가 생겨 성적인 자극을 잘 못 느끼게 된다. 활성산소에 의해 혈관이 무너지고 있기 때문에 발기나 이를 유지하기 위한 혈액이 모이지 않게 된다.

어떤 증상이든 천천히 발생하기에 초기에는 그냥 지나치거나 노화 탓으로 돌리기 쉽다. 겨우 증상을 알아차려 병원을 찾으면 당뇨병 진단과 함께 경구혈당강하제를 처방받는다. 이는 먹기만 하면 혈당치가 내려가는 약으로, 대증치료의 극치라 할 수 있다.

본래 인간의 몸은 '항상성homeostasis'을 띠고 있어 체온, 혈압, 혈당치 등 다양한 것이 일정하게 유지되도록 관리되고 있다. 예를 들면 포도당은 세포의 에너지원이 되는 중요한 물질로, 이 포도당의 혈중농도(혈당치) 역시 일정 범위 내에서 세포에 적절하게 공급되도록 호르몬에 의해 조절되고 있다. 간뇌의 시상하부에서 혈당치의 변화를 감지해 호르몬 분비 등을 조절한다.

이때 화학물질인 경구혈당강하제를 먹으면 어떻게 될까? 시상하부는 혈당치가 내려갔음을 인식하고 혈당치가 다시 올라가도록 식욕을 자극해 포도당을 끌어들이려고 한다. 몸의 에너지원이 부족하다는 것은 사활이 걸린 문제기 때문에 배고픔을 느끼도록 명령을 내리는 것이다. 그리고 그 명령대로 순순히 음식을 먹으면 어떻게 될까? 과식이라는 당뇨병의 원인은 조금도 나아지지 않는다.

백년다리

역사를 되돌아보면 먹을 것이 부족해 굶어 죽는 시대에는 당뇨병 같은 병은 존재하지 않았다. 당뇨병은 포식 시대의 사치병인 셈이다. 그러나 이러한 원인과 마주하지 않고 의사에게만 맡긴다면 다음과 같은 일이 일어난다.

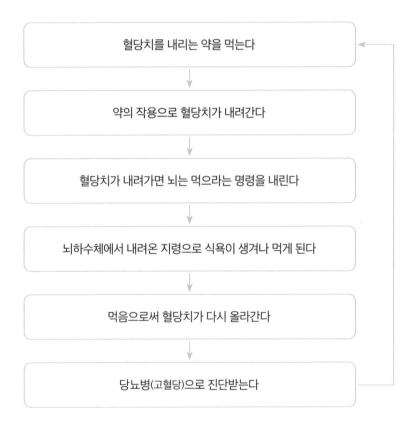

당뇨병에 걸리면 의사는 "완치되는 병이 아닙니다. 일단, 혈당치를 내려서 합병증이 생기지 않도록 합시다"라고 말할 것이다. 그런데 무릎 통증으로 나를 찾아온 환자 중에 당뇨병이 훌륭하게 완치된 환자가 있다.

72세 여성 K씨는 제3장에서 말한 일주일에 한 번 실시하는 '공복의 날'을 실천했다. 우리는 당뇨병을 앓고 있는 환자에게는 신중하게 '공복의 날'을 실천하도록 권하고 있다. 이들에게는 '공복의 날'에는 혈당치를 내리는 약을 먹지 않는 대신, 저혈당 쇼크에 대비해 사탕을 준비하도록 해 이를 확실하게 지키도록 했다.

K씨는 초진 때, 155cm의 키에 몸무게가 72kg이었다. 헤모글로빈A1c의 수치가 7.7%로 당뇨병이었고, 이미 당뇨병 치료제를 먹어온 지 2년이 지났다고 했다. K씨는 설명회의 보존 치료법에 수긍해 '공복의 날'과 '발가락 오므리기' 운동, '안쪽 허벅지 걷기'를 시작했다. '공복의 날 첫날은 즐거웠지만 다음 주는 힘들었다' 등 혈압과 혈당치를 비롯해 그날의 감상까지 일기에 자세하게 적도록 했다.

3개월이 지나 재진 시 측정해보니 몸무게가 9kg이나 빠져 63kg, 헤모글로빈A1c는 6.2%까지 떨어져 있었다. K씨는 그 후에도 '공복의 날'과 운동을 꾸준히 실천해 수술 없이 무릎 통증에서 벗어날 수 있었다. 그리고 당뇨병이 완치되었다는 덤까지 얻었다. 그의 당뇨병은 원인을 치료했으므로 예전 습관으로 돌아가지 않는 한, 재발은 없을 것이다.

이처럼 원인을 개선하면 결과도 변하게 된다. 결과만을 개선하는 약을 바로 섭취하기보다는 왜 내가 당뇨병에 걸렸는지를 살펴보고, 그 원인을 제거하는 방식으로 질병에 접근하길 바란다.

고혈압약 섭취에 주의해야 하는 이유

고혈압 환자도 습관적으로 약을 계속 먹는 사람이 대부분이다. 의사에게 약을 끊으면 큰일 나니 복용을 그만두면 절대 안 된다는 말을 들은 사람도 많을 것이다. 이처럼 화학물질로 인간의 항상성 균형을 무너뜨리는 것은 최대한 미루는 편이 좋다는 게 내 견해다.

우리 병원에서는 고혈압 환자의 경우, 노트를 항상 가지고 다니면서 기상 시, 아침 식사 후, 귀가 시, 저녁 식사 후의 혈압을 측정해서 기록하도록 하고 있다. 긴장을 많이 한 날이나 화가 난 날은 기분이 좋지 않다는 표시를 하고, 즐겁거나 편안한 날은 웃음 표시를 하는 등 어떤 상황일 때 혈압 수치가 어느 정

백년다리

도였는지 상세하게 적도록 한다.

사실, 적정 혈압의 기준은 자주 바뀌고 있다. 그만큼 연구자가 많고, 다양한 논문이 나오고 있기 때문이다. 그중 '적정 혈압은 나이 더하기 90까지로, 두통이나 휘청거림, 현기증 등의 증상이 없으면 괜찮다'는 내용이 있는데, 나는 이에 찬동한다. 예를 들어, 70세라면 70 더하기 90으로 수축기 혈압 160까지, 60세라면 60 더하기 90으로 수축기 혈압 150까지 특별한 이상 증세가 없으면 괜찮다는 의미다.

앞으로도 계속 목표 혈압은 바뀌어갈 테니, 수축기 혈압이 얼마나 높은가보다 오히려 혈압이 과하게 내려가는 게 훨씬 무서운 일이라는 사실을 기억하면 좋겠다. 이는 그다지 알려지지 않은 상식이다. 혈압이 낮아도 정상 생활이 가능한 사람은 그것으로 충분하다. 하지만 강압제를 처방받은 후, 혈압 측정 없이 줄곧 습관적으로 약만 먹고 있는 사람이 많고, 수축혈압이 120인 70대 노인이 일어날 때 어지러움을 느끼는 경우를 최근 곳곳에서 볼 수 있다.

혈압을 약으로 낮췄을 때 나타나는 가장 큰 문제는 신부전이다. 신장 속 혈류가 줄어들면 사구체가 줄어들어 신장의 기능이 떨어지기 시작한다. 신장이 죽어가면 몸은 노폐물로 넘쳐나 몸의 여기

저기에 부종이 생기게 된다.

한편, 신장은 스스로 되살아나기 위해 혈류의 양을 늘리려고 레닌이라는 효소를 내보내 혈압을 높인다. 또, 적혈구생성촉진인자erythropoietin라는 물질을 내보내 뼈에 혈액을 만들도록 명령한다. 이러한 작용으로 혈압을 올려야 신장이 부활할 수 있는 것이다.

그러나 역시 현대 의학에서는 대증요법이 주를 이루기 때문에 부종이 있고 고혈압이 있으면 이뇨제와 강압제를 처방하기 바쁘다. 특히 신장성 고혈압은 혈압이 250까지 올라갈 때도 있어 의사도 깜짝 놀라며 서둘러 약을 처방한다. 따라서 신장 스스로 치유하는 기능은 발휘되지 못하고, 천천히 신부전이 진행된다. 신부전은 한번 진행되면 원래대로 되돌리기 힘들기 때문에 투석환자 수는 계속 늘고 있는 추세다.

혈압이 지나치게 내려가면 그다음에는 뇌에 문제가 생긴다. 머리는 우리 몸의 가장 위에 있으므로 심장이 열심히 펌프질하지 않으면 혈액이 잘 도달되지 않는다. 혈압이 계속 낮으면 뇌의 혈류도 점점 줄어간다. 이는 뇌출혈 예방에는 좋을 수 있지만, 뇌의 활동이 저하되어 기억력이 나빠지거나 자주 멍해지는 것과 연결된다. 나는 개인적으로 이것이 최근 치매가 급증하는 주요 원인 중 하나라고 생각한다.

그러므로 혈압이 지나치게 내려가는 것에 주의하기 위해서라도 자신의 혈압을 제대로 재고 기록해두라고 말하는 것이다.

　문제는 의사에게 의존하기만 한 채 약만 계속 먹는 것이다. 고혈압약에 대해서는 일률적으로 말할 수 없는 어려운 문제가 있는 것도 사실이다. 자신의 주치의와 원만하게 상담하기 위해서라도, 그리고 나와 잘 맞는 주치의와 만나기 위해서라도 나의 견해를 참고해주었으면 좋겠다.

역류성 식도염은
약으로 낫지 않는다

현대인에게 의외로 많은 병이 '역류성 식도염'이다. 제3장의 식사법에서도 언급했지만, 위액이 식도로 역류해서 식도의 점막이 자극을 받아 염증이 생겨 작열감 등으로 고통을 겪는 병이다.

이 역류성 식도염 때문에 약을 손에서 놓을 수 없는 사람이 많다. 여기에는 다양한 원인이 있다고 한다.

'스트레스로 인해 식도가 과민해졌기 때문이다.'

'위에서 식도로 역류를 막아주는 근육의 조이는 기능이 약해졌기 때문이다.'

'위산의 분비가 지나치게 늘었기 때문이다.'

'벨트나 속옷 등에 의해 배가 조이거나 과식이나 비만으로

복압이 올라가서 위의 내압이 상승했기 때문이다.'

주치의는 이러한 이유를 빌미로 '위에 듣는 약'을 처방할 것이다. 교과서에 그렇게 되어 있기 때문이다. 의사가 처방하는 약은 PPI_{Proton Pump Inhibitor}(양성자펌프억제제)로, 이 약은 위액을 멈추는 작용을 한다. 이 PPI에 의해 작열감은 감쪽같이 사라질 것이다.

그러나 이 대증요법은 몸 이곳저곳에 이상을 불러일으킨다. 타액은 물론, 위액 분비가 줄어 소화가 제대로 되지 않아 영양분의 보급이 거의 되지 않기 때문이다.

역류성 식도염의 근본적 치료법은 '빨리 먹기'나 '다른 일을 하면서 먹기'를 그만두고 꼭꼭 씹어 입에서 분비되는 타액의 양을 늘리고, 위와의 소화 협조 작용을 정상으로 돌리는 것이다. 제3장에서 언급한 '15초 규칙'으로 식사 습관을 올바르게 바꾸면 된다. 타액은 소화액일 뿐 아니라 산·알카리성의 조절도 한다. 잘 씹지 않고 위로 보내면 독이 되는 물질도 타액과 함께 씹으면 독성을 중화시킬 수 있다.

'12시가 되었으니 배가 고프지 않아도 먹어야지' 하는 사람이 흔히 있다. 그러나 언제, 얼마나 먹을지는 그때마다 몸과 대화를 한 후 결정해야 한다. 배가 고프지 않을 때는 먹지 않아도 된다. 먹어야 한다는 생각에서 몸의 균형이 무너진다. 더욱더 몸의 목소리에 귀를 기울이자.

내 손이 약손,
참 쉬운 셀프 케어

마지막으로 통증에 대한 대처법을 이야기하겠다. 누누이 말해 왔듯 통증이나 질병의 '원인'을 치료하는 것이 가장 중요하지만, 지금 당장 겪고 있는 통증은 어떻게 해야 할까? 일시적으로 진통제를 사용하는 방법을 부정하지는 않겠다. 다만, 그것에 익숙해져 상용하지 말자는 말을 하고 싶다.

머지않아 대증요법의 해악에 대해 많은 사람이 알게 되어 약 사용이 절반으로 줄어들지 않을까 예상한다. 약에 의존하지 않고 원인을 자신의 힘으로 제거하려는 쪽으로 바뀌어갈 것이다.

아플 때, 따뜻한 말을 건네주는 '누군가'가 있는 것도 참 중요하다. '아픈 곳에 가만히 손을 대주는 다정한 존재' 말이다. 이는 '마음에 다가와 위로해주는 사람', 즉 '치유자'라고도 할 수 있다. 옛날에는 치유를 직업으로 하는 '치유자'가 지금보다 많이 활약했다. 그들은 '손을 대는' 것으로 병을 치료해왔다고 한다. 어린 시절 아픈 배를 부모님이 "엄마 손은 약손" 하며 문질러주면 아픈 게 누그러졌던 경험을 떠올려보자.

손을 대는 것만으로 병을 치료한다고 하면 이상한 이야기처럼 들릴지 모르겠지만, 이는 과학적인 효과가 있다. 사실 '손을 대는' 행위는 주변 사람의 손을 빌릴 필요도 없이 자신의 손을 환부에 대는 것만으로도 충분하다. 언제, 어디서나 스스로 통증을 완화할 수 있다.

왜 손을 대는 것이 통증에 효과적인 걸까. 손을 대는 행동은 간단히 말하자면 피부 위에 손을 얹는 것이다. 환부에 손을 대면 혈액이 모여 그 부분의 체온이 올라간다. 혈액에는 자신의 몸을 치료해주는 물질(앞에서 말했던 '구급대')이 포함되어 있다. 이렇게 자신의 손을 대고 혈액과 의식을 환부에 모으면 통증은 점차 누그러진다. 내 몸의 목소리에 귀 기울이면 사람은 본래 자신의 힘으로 건강해질 수 있는 것이다.

기의 원활한 순환이
건강으로 가는 지름길

'손을 대는' 행위에 대해 조금 더 설명하고자 한다. 혈류 이야기를 했는데 몸에는 이 외에도 흐르는 것이 있다. 바로 '기(에너지)'다. '기'는 혈류와 달리 눈에 보이지 않고 수치화할 수 없다. 그러므로 서양의료 현장에서 '기'가 다루어지는 경우는 거의 없다.

그러나 '기'의 통로(경락)에 점재해 있는 '경혈', 이른바 '침놓는 자리'를 활용한 침술 치료법에 대해서는 1979년 세계보건기구WHO도 인정했으며, 일본에서는 2001년부터 대학병원의 의학부 교육과정에 동양의학이 포함되는 등 이에 대한 인식이 달라지고 있다. 현대 의학의 주류인 서양의학을 정통 의학으로 간주했을 때, 그 정통 의학의 반대되는 개념을 '대체의학'이라 명명하고, 현재 연구가 활발하게 진행되고 있다. 유감스럽게도 '기' 자체에 대해서는 아직 과학적으로 해명되었다고 할 수 없지만, 그럼에도 치료와 건강 증진에 대한 기의 효과는 여러 곳에서 많이 보고되고 있다.

나는 무슨 일이든지 몸소 확인해야 직성이 풀리는 사람이라 '기'에 대해 배우고자 태극권이나 기공 교실을 찾은 적도 있고, 실제로 그런 것들을 통해 통증이 없어지는 것을 체감한 적도 있다. 그 결과, 다음과 같은 사실을 깨달았다.

'기'의 흐름이 좋아지면 몸은 치료되고 통증은 해소된다. '기'의 흐름이 정체되면 몸은 무거워지고 이상 증세나 병이 생긴다.

이런 깨달음을 얻은 이후, 서양의학을 다루는 의사라는 입장에서 '기'란 무엇인지 제대로 설명하고자 노력해왔다. 오사카 시립대학병원 근무 시절, 나는 14경맥경혈도를 3차원으로 그려 그것이 전신의 혈관과 신경의 3차원 분포와 어떻게 겹치는지 연구한 적이 있다. 어떤 것과도 유사한 점이 없었지만, 흥미롭게도 온몸의 근막을 3차원으로 그린 것과는 대부분이 겹쳤다. 근육은 얇은 근막을 통해 멀리 떨어져 있는 근육과도 서로 이어져 있는데, 이러한 근막의 구조와 '기의 통로'가 동일하다는 사실을 발견했을 때, 지적 흥분으로 춤이 절로 나왔을 정도다. 아직 가설이지만, 근막 위를 흐르는 '전기'야말로 '기'의 정체가 아닐까 생각한다.

그리고 '기'는 몸 안을 흐르면서 그 사람의 의식과 연동한다는 점도 중요하다. 그러므로 몸 안에서 그 사람의 의식이 닿지 않는 부분이 있으면 거기에서 이상이 생기기 쉽다. 그냥 방치해서는 안 되는 것이다. 의식하지 않으면 뇌가 보낸 지령이 도달하기 어려워지는 것일까, '기'라는 전기가 흐르기 어려워지는 것일까?

아무튼 건강하게 살고 싶다면 성실하게 자신의 몸을 의식하는 것이 좋다. 머리끝에서 발끝까지, 꼼꼼하게 손으로 만져주는 이러한 소소한 돌봄들이 건강과 이어진다. 기가 정체 없이 잘 순환되도록 노력하자고 의식하는 것만으로도 운동량이 늘고 걸음걸이와 자세도 점차 바르게 될 것이다.

'메스를 쓰지 않고 기의 힘만으로 무릎 통증을 한순간에 해소할 수 있다면 굉장하겠다.'

지금의 나는 이런 꿈같은 일을 상상하면서 눈에 보이지 않는 힘에 대해서도 계속 모색하고 있다. 새로운 사실을 알게 되면 소개하겠다.

백년다리

미래를 바꾸는
긍정적인 사고방식

지금까지 여러 이야기를 했지만, 어렵게 생각할 것은 하나도 없다. '약과 의사, 병원에 너무 의존하지 말고, 내 몸이 보내는 목소리에 귀를 기울여 스스로의 힘으로 몸의 이상 증세나 통증의 원인을 제거하고 건강하게 살자.' 이것이 이 책을 통해 내가 전하고 싶은 메시지다. 그리고 마지막으로 '지금까지의 자기 자신을 절대 책망하지 말라'고 부탁하고 싶다. '이렇게 무릎이 아프게 된 것은 지금까지의 나의 걸음걸이, 식사법 때문이었구나' 하고 반성만 하고 계속 풀 죽어 있으면 아무런 도움이 되지 않는다. 오늘부터라도, 지금 이 순간부터라도 몸의 사용법을 완전히 바꾸면 된다.

오히려 지금까지 열심히 애써줘서 고맙다고 무릎을 위로하고 칭찬해주자. 자신의 몸을 소중하게 여기자. 무릎은 언제나 당신의 인생과 함께 해왔다. 당신을 다양한 곳에 데려다주었다. 무릎은 나와 관련된 일이라면 무엇이든 알고 있는, 고락을 함께 해온 둘도 없는 친구다. 그러니 무릎에 고마움을 표하고 앞으로도 잘 부탁한다며 격려해주자. 이러한 '감사의 마음'이야말로 죽을 때까지 나의 두 다리로 걷기 위한 '뿌리'가 되어줄 것이다.

무릎 통증은 의학적으로 '몸의 여러 곳에서 일어나는 노화의 집대성'이라고 볼 수 있을지도 모른다. 연골이 닳아 줄어든 것도, 지금까지의 잘못된 걸음걸이로 인해 통증이 생긴 것도, 그리고 대사가 느려져 체중이 늘어난 탓에 그 부담이 고스란히 무릎에 전가되기 쉬워진 것도, 어떤 의미로 노화 현상이라고 할 수 있다.

그러나 '노화가 싫다고만 생각하는 사람'과 '무릎에 감사할 줄 아는 사람'의 앞으로의 인생은 여기서 전혀 달라질 것이다.

애초에 '노화'라는 말이 갖는 이미지는 그다지 좋지 않다. '노화했다' '늙었다' 대신, '인생의 경험을 쌓아왔다'고 생각을 전환해보자. 그러면 몸에 일어나는 변화를 자랑스럽게 느낄 수 있을 것이다. 예를 들어 '흰머리(백발)는 많은 경험을 거쳐 포용력 넘치는 어른이 되었다는 증거', '얼굴에 늘어난 주름은 많이 웃고

백년다리

울고 즐거운 시간을 보냈다는 증거' 이렇게 생각하면 앞으로도 행복하고 긍정적으로 지낼 수 있지 않을까? 이런 사고방식을 가진 사람의 주변에는 항상 웃음과 사람이 끊이지 않을 것이다.

즉, '산다'는 것은 '어디를 보고 살 것인가' 하는 선택의 연속이다.

'병에 걸리기 싫다' '노화가 무섭다' '사는 것이 힘들다' 이렇게 부정적인 생각만 하는 건 나쁜 면을 보는 버릇이 들었기 때문이다. 나는 그런 상태를 '불행을 좇는 에너지로 산다'고 표현한다.

우리가 목표로 삼아야 할 것은 '행복을 좇는 에너지로 사는 것'이다. 현실이 아무리 힘들어도 그 안에서 좋은 면을 발견하려고 애쓰고 긍정적으로 생각하려는 마음, 긍정적인 생각으로 좋은 면을 보는 습관을 들이는 것. 지금부터라도 삶의 방식을 바꿔보길 바란다.

재해나 사고를 당해도, 혈혈단신이 될지라도, 스스로 목표를 찾고 밝게 살아가려고 애쓴다. 이렇게 씩씩한 사람은 분명 평생을 자신의 두 다리로 힘차게 걸어나갈 수 있을 것이다.

지금까지 무릎 통증은 스스로의 힘으로 해소할 수 있다고 말해왔지만, 그렇다고 해서 절대로 수술하지 않겠다고 집착하고 고집부릴 필요도 없다. 무릎 통증으로 너무 괴롭다면 적당히 진통제를 사용하는 것도 괜찮고, 어느 정도 나이에 이르렀다면 바로 수술을 받는 것도 하나의 방법이다. 수술로 한순간에 활기찬 인생을 되찾을 수 있기 때문이다.

내게 수술을 받고난 뒤, 좋아하는 취미에 다시 한번 몰두할 수 있게 된 사람이 많다. 수술 후 75세라는 나이에도 지역 내 엄마 배구팀 선수로 복귀한 B씨, 80대를 앞두고 수술을 받은 후 눈 덮인 산악 스키장에 준프로선수로 복귀하게 된 H씨…. 수많은 환자들의 감사 편지를 읽으면서 그들에게서 배운 것은 무릎 통증이 없으면 '무엇이든 할 수 있다' '행동 범위가 넓어져 인생이 즐거워진다'라는 사실이다.

너무나 당연한 말이지만, 자신이 좋아하는 것과 하고 싶은 일을 마음껏 즐기면 누구나 즐겁게 살 수 있다. 그러므로 보존 치료법을 열심히 실천했지만 별로 효과가 없었다면 수술을 하는 것도 현명한 선택이라고 생각한다. 어떤 선택이든 상관없다. 그 선택을 정답으로 만드는 것은 나 자신밖에 없다.

부정적으로 생각하는 습관이 있는 사람은 무릎 수술을 마치고 통증 없이 걸을 수 있게 되어도 다시 새로운 걱정거리를 찾을 것이다. 그런 흐름이라면 죽을 때까지 무언가를 걱정하고 불안한 채로 보내게 된다.

백년다리

항상 좋은 점을 찾는 습관을 들이자. 지금 눈앞의 '행복'을 발견하자. 우리 모두가 그런 인생을 걸었으면 좋겠다. 과거는 바꿀 수 없지만, 미래는 얼마든지 바꿀 수 있으니.

인간의 몸은 알면 알수록 굉장히 정밀하다. 인간이라는 생명체의 시스템을 공부할수록 우리 의학은 아직도 갈 길이 멀다는 생각이 절로 든다. 현대 서양의학의 80%는 대증요법에 지나지 않는다. 그리고 여전히 원인 불명의 병은 넘쳐난다. 몸으로부터 배우는 것이 너무 많다 보니 더더욱 존경하게 되고, 더더욱 소중히 여기게 된다.

그간 수많은 환자의 무릎을 치료해오면서 몸으로부터 배운 중요한 사실은 '균형'이다. 이 책에도 다양한 균형이 나온다. 예를 들어 척추의 굴곡. 현대인은 의자에 앉을 때 골반이 뒤로 기울어지는 C자 모습이 되기 쉽다. 이를 원래의 위치로 되돌리기 위해서 C자와 완전 반대의 모습인 S자 자세를 반복하는 것이 'CS 운동'이다.

균형이란 앞서 그림으로도 설명했듯이 진자와 같다. 양극을 겪은 후에는 정중앙으로 돌아온다. 몸 안의 시스템, 항상성도 이렇게 움직인다.

무릎의 연골도 매일 파괴와 재생을 반복한다. 파괴가 많은지 재생이 더 많은지 그 균형에 따라 지금의 무릎 상태가 결정된다. 연골이 완전히 소실되어도 섬유연골이라는 구급대가 나타나 재생시키려고 한다. 몸에 본래 내재된, 균형을 잡는 법을 배우다 보면 실로 놀랄 만한 것으로 가득 차 있다.

100세 시대, 우리가 통증이나 이상 증세, 질병 등을 되도록 멀리하고 건강하게 살기 위해 중요한 점은 그 원인을 아는 것이다. 지금의 결과를 초래한 원인을 찾아야 하는 이유에 대해서는 누차 반복해서 설명해왔다.

흔들리는 진자 안에서는 상황을 알 수 없지만, 밖에서 보면 보이는 법이다. 자신의 상황을 객관적으로 보아야 한다. 스스로를 객관적으로 보기 어려울 때는 의사에게 도움을 요청하는 것도 좋다. 그러나 의사 역시 하나의 관점에 불과하다. 다른 의사는 다른 관점에서 보고 다른 조언을 해줄지도 모른다.

무엇이 옳은지는 결국 스스로에게 물어보고 내가 수긍이 되는지 아닌지로 판단하자. 의사든 약사든 아니면 지나가는 누군가의 말도 괜찮다. 권위가 아니라, 나 자신이 충분히 수긍할 수 있는지가 가장 중요하다.

이 책이 전하고자 하는 바는 심플하다. 나는 모든 것은 단순하다고 생각한다. 무릎을 원래대로 돌리기 위해서는 나빠지게 만든 원인을 고치면 된다. 고칠 수 없다면 수술을 받으면 된다. 원인을 고칠 수 있는 상황이라면 진심을 다해 노력하면 극복할 수 있다.

수많은 무릎 환자의 선택, 그 모두가 정답이라고 생각한다. 깜짝 놀랄 정도로 체중을 감량해서 무릎 통증이 사라진 사람과 운동을 매일같이 열심히 실천해서 통증을 극복한 사람. 한편, 보존 치료법으로는 성과가 나오지 않아 반년 후 수술을 선택한 뒤, 취미로 삶의 보람을 찾은 사람도 있다. 이들은 나에게 중요한 것을 가르쳐주었다. 어떤 선택도 있을 수 있고, 그 선택을 어떻게 정답으로 만들지는 자신에게 달려 있다는 진리를 말이다.

우리의 몸은 매우 현명하다. 몸이 보내는 신호를 믿고 그것

백년다리

과 더 마주하고 제대로 듣자. 다른 누구도 아닌, 내가 나를 고칠 수 있다. 누군가의 말대로 수동적으로 움직이는 것이 아니라, 내가 기준이 되어 스스로 결정하는 것은 자신의 몸과 자기 자신을 더더욱 신뢰하는 일이기도 하다. 이 메시지가 잘 전달되면 좋겠다.

오늘도 센다이에서 온 환자의 긴급 수술을 했다. 여전히 바쁜 나날을 보내고 있지만, 진료실까지 나를 찾아오지 못하는 사람들에게 이 책을 통해 이러한 메시지를 전할 수 있음에 진심으로 감사한다.

내가 제안한 보존 치료법을 통해 수술 없이 무릎을 치료한 환자들로부터 이 방법을 보다 많은 사람들이 알았으면 좋겠다는 이야기를 수도 없이 들었다. 그들과 마찬가지로, 이 책을 통해 인생이 바뀌는 사람이 더 생긴다면 더할 나위 없이 좋겠다.

다쓰미 이치로

백년다리

초판 1쇄 발행일 2023년 9월 1일
초판 4쇄 발행일 2024년 9월 10일

지은이 다쓰미 이치로
옮긴이 김향아
펴낸이 유성권

편집장 윤경선
편집 김효선 조아윤   **홍보** 윤소담 박채원   **디자인** 프롬디자인
마케팅 김선우 강성 최성환 박혜민 심예찬 김현지
제작 장재균   **물류** 김성훈 강동훈

펴낸곳 ㈜이퍼블릭
출판등록 1970년 7월 28일, 제1-170호
주소 서울시 양천구 목동서로 211 범문빌딩 (07995)
대표전화 02-2653-5131 **팩스** 02-2653-2455
전자우편 loginbook@epublic.co.kr
포스트 post.naver.com/epubliclogin
홈페이지 www.loginbook.com
인스타그램 @book_login

로그인은 ㈜이퍼블릭의 어학·자녀교육·실용 브랜드입니다.